夫婦で歩んだ不妊治療

あきらめなかった4年間

Shin Yazawa & Masato

矢沢 心／魔裟斗 著

プロローグ

〝授かり時〟ってあると思いますか？

私たちは、あると信じています。

私たち夫婦は、4年間に及ぶ不妊治療を経験し、子どもを授かりました。現在は、2女の父と母となり、毎日あわただしくも楽しい、満ち足りた日々を送っています。

長女を授かるまでの不妊治療の日々はまさに山あり谷ありで、つらい思いをすることや悲しい出来事もたくさんありました。そのたびに私たちは、夫婦で静かに寄り添い合い、気持ちを共有して、乗り越えてきました。

けれど、今振り返ると、それらはすべて必要なことだったのかもしれないな、と思うのです。

私たちが赤ちゃんとしっかり向き合える、親と子としての関係をきちんと築ける、そんなタイミングを誰かが見てくれていたのではないか。それが神様なのか、赤ちゃん自身なのかは分かりませんが——そう思います。

そんな経験を読者の皆さんに伝えることで、不妊治療は大変な面もあるけれど、諦めなければ報われる日がきっと来ることを知ってほしいと思いました。

また、もしも授かることができなかったとしても、夫婦で治療と向き合った日々は、2人の絆として何事にも代えがたいものになると信じています。

この本が、不妊治療について少しでも世の中の人に知ってもらえる、そんなきっかけになればと願っています。

2018年2月　矢沢心、魔裟斗

夫婦で歩んだ不妊治療　あきらめなかった4年間

Chapter 1　矢沢心

夫との出会い、同棲、結婚。そして最初の妊娠反応

Column
不妊治療Q＆A①
不妊治療って、何歳から始めればいいですか？

Chapter 2

矢沢心

〝運命の先生〟との邂逅《かいこう》。流産と出産

Column
不妊治療Q＆A②

そろそろ2人目が欲しいと思っているのですが…。

Chapter 3

魔裟斗

子どもなんて欲しくなかった

Column
不妊治療Q&A③

不妊治療って、いくらくらいかかるものでしょうか？

Chapter 4

矢沢心

長女出産後から第2子出産まで。そして今思うこと

Column
不妊治療Q&A④
不妊治療をしたいけれど、働きながら通院するのは大変ですか？

Chapter 5

矢沢心と魔裟斗

夫婦で振り返る不妊治療と、これからのこと

Column
不妊治療Q＆A⑤
パートナーが病院に
行きたがらないのですが、
どうすれば
いいでしょうか？

Chapter 1

矢沢心

夫との出会い、同棲、結婚。そして最初の妊娠反応

4年かけて取り組んだ不妊治療

私には、今5歳と3歳の娘がいます。夫は、日本人初のK-1世界王者として知られる魔裟斗です。

私たちは、長女を授かるまで、4年間に及ぶ不妊治療を経験しました。なかなか妊娠できず、やっと妊娠したと思ったらうまくいかず……。「必ずこの手に赤ちゃんを抱く」と決めて、そこに向かってどんなときも進んでいこうと心に誓っていましたが、さすがに落ち込むときもありました。そんなときは、「同じ境遇で語り合える人や、気持ちを分かってくれる人がいたら…」と思いました。

当時、病院の待合室にいると、同じように授からなくて悩んでいる人がたくさんいることに気付きました。念願かなって赤ちゃんを授かり、出産してから、少し気持ちに余裕ができたことで、もしかしたら私の経験が誰かの励みになることもあるかもしれないと考えるようになりました。悩みを解決するきっかけになるかもしれない。そう思って、情報を発信するようになりました。

今は、1人目の不妊だけでなく、1人目は自然に授かったのに2人目が授からなくて悩んでいる人も多いと聞きます。人それぞれ悩みは違うものですが、私の経験をお伝えすることで、少しでもお役に立てればいいなと思っています。

高校生のときに発覚した「多嚢胞性卵巣症候群」

そもそも、私は「多嚢胞性卵巣症候群《たのうほうせいらんそう》」という病気を持っていました。

多嚢胞性卵巣症候群とは、排卵障害の原因の一つとなる病気です。卵巣の中にある卵胞は、原始卵胞という形で保存され、一部が一定の割合で発育し、半年くらいかかって成熟し、一つが排卵されます。多嚢胞性卵巣症候群では、卵巣の中で卵胞の発育が途中で止まり、超音波検査で見ると卵胞が鎖のようにつながって見えます。成熟しにくく、排卵もしにくいのです。卵巣は全体的に大きく、表面が硬くなっています。

多嚢胞性卵巣症候群の症状は、生理不順や無月経です。私の場合、思春期になって生理が始まりましたが、すぐに来なくなり、来たり、来なかったりを繰り返して、だんだんとその間隔が長くなっていきました。これはおかしいと思い、受診しようと思って病院を探しましたが、当時は「産婦人科」として「産科」と「婦人科」が併設されているところがほとんど。「高校生なのに妊娠したの？」と思われるんじゃないかと思って、すごく受診しづらかったです。意を決して受診したのは、18歳のとき。そこで多嚢胞性卵巣症候群と診断されました。

そのときの先生からは、ピルを飲むように指示されました。ピルを飲むことで、ホルモンバランスが整い、生理周期が規則正しくなるという話でした。あまり飲み続けると、体が自分自身の機能として生理を来させることができなくなるため、3カ月続けて飲んだら休み、生理が来なかったらまた飲むというやり方でした。

ただ、その頃の私は、「毎日ちゃんと飲まなきゃ！　飲んだらちゃんと生理が来る！」と思っていただけでした。生理が毎月来るというのはどういうことか、それにどんな意味があるのか、考えたこともなかった。ただ言われるままに薬を飲んでいました。

夫と出会って暮らし始めてからは、避妊に気を付けていた

夫の魔裟斗と出会ったのは、そんな最中の19歳のときでした。私は高速道路を運転して、友人との待ち合わせに向かっていました。そうしたら、突然車がオーバーヒート。あわてて高速道路を降り、友人に来てもらってＪＡＦを待っていたところに、やってきたのが彼だったんです。

彼は、友人の友人でした。このとき全くの初対面だったのですが、なぜか「私はこの人と結婚するんだろうな」と予感しました。不思議ですね。

それから時々会うようになって、やがて付き合うようになりました。実は、夫は〝昭和の男〟(笑)。自分の気持ちを言葉にすることはあまりなくて、「男は黙ってやるべきことをやればいい」というタイプです。だから、付き合うときは私からアピールしました。

「(付き合う相手として)私、どうですか?」って聞いたら、彼は「うん」と言うだけ。「うん、じゃなくて」と食い下がっても「いいんじゃない?」って。気が付けば2人で大笑いしていました。

一緒に暮らし始めたのは、付き合って1年後の20歳のとき。私は1人暮らしをしていたのですが、ストーカーに遭ってしまって。怖い思いをしたので、一緒に暮らすことにしました。でも、彼は将来まで真剣に考えていて、

「同棲する＝いずれは結婚する」と思ってくれたようでした。それならお互いの両親に挨拶しようということになり、彼の両親に会いました。そのとき、彼の母から「一緒に暮らすのはいいけれど、予期しない妊娠はしないようにしてね」と言われたんです。

当時の夫は、現役で活躍していた勢いのある若手格闘家。これからK－1のトーナメントにも挑戦しようという時期でしたから、素直に「そうだなぁ」と思いました。現役のアスリートというのは、体調管理はもちろんですが、メンタル面での調整も過酷です。もし赤ちゃんが生まれても、夫はあまり赤ちゃんとの生活を楽しめないだろうし、私自身も夫のケアと赤ちゃんのお世話で余裕がなくなる。それに、まだ結婚ではなくて一緒に住んでいるだけの状態。赤ちゃんができてしまったら、あらゆる方面に迷惑もかかってしまう。夫の母は、夫と私、どちらのことも考えてアドバイスしてくれたんだと思いました。

飲み続けていたピルには避妊の効果もあります。それまでは、仕事が忙しかったりすると飲み忘れることもしばしばでしたが、それからは飲み忘れないように細心の注意を払うようになりました。「飲み忘れたらどうなりますか？」と先生に聞いたとき、「飲むのをやめて3カ月ぐらいから妊娠しやすくなる」と言われたのが、自分の中では「飲み忘れたら妊娠しちゃう！」と誤ってインプットされていて、その頃は「飲み忘れちゃいけない！」とビクビクしていたほどです。

よく考えてみれば、排卵しにくくて、生理も来ていないのですから、おかしいですよね。妊娠するわけがない。それなのに、その頃の私はずっとそう思っていたんです。「赤ちゃんは自然とできるもの」というイメージもあったと思います。そのくらい、自分の体の仕組みについて、当時の私は本当に無知でした。

思い返すと、なぜ赤ちゃんができるのか、家庭はもちろん、学校でも詳しく教えてもらったことはありません。知っていたのは、「精子と卵子が出会って赤ちゃんができる」という程度の知識でした。排卵して、卵子が精子と出会って、受精して、子宮に着床して、一つひとつのことがすべてうまくいって、初めて赤ちゃんができる。そのことを知らなかったから、「排卵しにくい」と言われて、「赤ちゃんができにくい」と頭では分かっていても、現実のこととして結びついていなかったのです。

だから、今、「なかなか授からないけれどどうしよう……」と迷っている方がいたら、ぜひ検査を受けてほしいと思います。女性も男性も、自分の体を知るということは妊娠への近道になると思います。

結婚したのに授からない…もしかして不妊？

夫とは、5年間の同棲を経て、2007年に結婚しました。私が25歳のときです。「もう、いつ赤ちゃんを授かってもいい」と思い、ピルを飲むのをやめました。それなのに、妊娠しやすくなると言われた3カ月が過ぎても、妊娠しない。半年経っても授からない。この頃、体の冷えを改善するために漢方薬を飲み始めましたが、1年待っても、なんの兆候もありませんでした。

周りにもなかなか授からないという友人がいて、「結婚して2年経っても赤ちゃんができないのは不妊らしい」と聞き、「私もそうなのかも！」と思いました。それで、ピルを処方してもらっていた病院に相談してみることにしたのです。そこは不妊治療もしている病院でした。先生は、「（まだ若いから）

そんなに急がなくても大丈夫」と言いましたが、まずは人工授精から始めることになりました。

当時は20代半ばでしたし、結婚して1年でしたから、確かに不妊治療を始めたのは早いほうだと思います。でも、「夫の遺伝子を受け継ぐ赤ちゃんが欲しい。そのためにできることがあるなら、早いほうがいい」と思ったのです。

夫のおじいさんは太平洋戦争で亡くなったそうです。でも、戦争に行く直前に夫のお父さんが生まれていて、そして夫が生まれました。遺伝子って、そうやってつながっていくんだなぁ。私の大事な人である夫も、つないでもらったからこそ、今ここにいてくれるんだなぁ。そう思ったとき、私も夫の遺伝子を残したいと思いました。もしいつか大事な人が亡くなってしまっても、子どもがいれば、その遺伝子は受け継がれて、大事な人の何かはずっと残っていく。だから、残したいと決めたなら早く行動したほうがいい、というのが私の気持ちでした。

通っていた病院の待合室や診察室には、そこで治療をして授かった赤ちゃんの写真がたくさん貼られていました。「生まれました。先生のおかげです」というような感謝のハガキも貼られていて、「自分もこうなるんだな」「きっとハガキを送っちゃうな」なんて思って、なんだかウキウキしていたのを覚えています。このときの私は、ぼんやりと「治療さえすれば授かる」と思っていたんですね。それが、まさかあんなに長い闘いの始まりになるなんて、思ってもいませんでした。

妊娠するチャンスは1年に12回だけ

病院での検査の結果は、やはり「多嚢胞性卵巣症候群で、妊娠しにくい体」というものでした。でも、先生も看護師さんも、「若いから、そんなに急がなくても大丈夫」と言ってくれたので、妊娠は普通にできるんだろうなと思っていました。

私は排卵検査薬を使い、予測された排卵日ごろに夫婦生活を行うタイミング法を何度か試した後、フーナーテストと卵管造影検査を受けました。フーナーテストは、検査の12時間前以内に夫婦生活を持ち、子宮頸管から粘液を採って、その状態や精子の数、運動の状態などを調べる検査です。卵管造影検査では、子宮の中に造影剤を入れてレントゲンで撮影し、子宮の形や卵管に通りが悪いところがないかなどを診ます。

検査では大きな問題は見つかりませんでしたが、その後、人工授精を4回受けても、やはり授かりませんでした。その頃になると、さすがの私も「妊娠しにくいって、こういうことだったんだ」と、ようやく実感するようになりました。そして、思ったのです。「若いから大丈夫っていうのは、違うんじゃないか？」って。

不妊治療では、最初に血液検査や超音波検査、フーナーテスト、卵管造影検査などを行います。こうした検査は生理周期に合わせて行うため、大体2～3カ月ほどかかります。

検査が終わると治療に入りますが、多くの病院では、タイミング法から始めます。超音波検査で卵胞の大きさを、血液検査でホルモンの値をそれぞれ調べることで、排卵日が推測できるので、それに合わせて夫婦生活を行うように指導があります。タイミング法を行う回数は、年齢や状況によって違いますが、多い場合は4～5回ほど続けるようです。

それで妊娠しなかった場合は、人工授精にステップアップします。推測した排卵日に夫の精子を採取して、子宮内に直接注入する方法です。人工授精では、6回目までに妊娠する人がほとんどのため、その回数までに授からなかった場合は、体外受精へのステップアップを勧められることが多いようです。

体外受精は、卵巣から採取した卵子と、夫の精子をシャーレの中で受精させる方法です。薬や注射などでより多くの卵胞を育てて、その中から質の良い卵子を採取するので、注射などをするために通院回数が多くなりますし、体への負担も大きくなります。精子の数が少なかったり、運動状態が良くなかったりする場合は、卵子の中に直接精子を注入して受精させる顕微授精を行うこともあります。

なかなか妊娠しない場合、原因が特定できることもありますが、検査をしてもはっきりと分からなかったり、原因が一つでなかったりすることも多いようです。そうして何度も検査をしたり、治療をしたりしているうちに、1年なんてあっという間に経ってしまいます。なにしろ、排卵は1カ月に一度なので、1年に12回しか妊娠のチャンスはありません。特に私の場合は排卵の周期が長いこともあったので、1年に12回もありませんでした。

加えて、少し前にNHKなどでも取り上げられた「卵子の老化」という問題もあります。卵子は生まれる前に作られているため、本人と同じように年齢を重ねていき、徐々に質が悪くなって、妊娠しにくくなるのです。そして、いくら年齢が若くても、なかなか授からなくて治療に時間がかかれば、そのぶん卵子は老化していきます。

そう考えると、「若いから大丈夫」とは言えません。だとしたら、早めに体外受精もしくは顕微授精にステップアップしたい。そう考えました。

とはいえ、体外受精には、受精させた卵子を入れる培養器や、その培養器を管理する部屋など、高度な設備が必要となるため、どこでもできる治療ではありません。通っていた病院にもその設備はなかったので、転院先を探し始めました。条件は、通院しやすいことと、女医さんであること。

そして、2008年秋に転院しました。治療を始めて半年ほどが経った頃でした。

体外受精にステップアップ後、思わぬトラブルが

転院先の病院でも、再び検査を行い、タイミング法からスタートしました。何度か続けた後、薬で卵胞を育ててからタイミングを取る方法にもトライ。それでもやはり授からなかったので、いよいよ体外受精にステップアップしました。

ところが、予期しなかったことが起こりました。採卵がとにかくつらかったのです。

体外受精にステップアップしたい。そう考えたとき、私は自分なりに色々調べました。治療にかかる金額のことや国からの助成金のこと、治療の成功率、体や心への負担……。そして夫にも相談し、夫婦で納得したうえで、体外受精することを決めました。

もちろん、採卵のことも、雑誌に掲載されていた経験談などを読みました。でも、「痛くもなんともなかった」という経験談ばかりだったので、すっかりそのつもりになってしまっていたんです。同じ治療を受けても、人によってそれぞれ感じ方が違うということはよく分かっていたはずなのに、そのときはなぜか、「自分は痛いかもしれない」とは思わなかった。私は小心者なので、初めての採卵がとても怖かった。だから、「痛くない」と自分に言い聞かせていたのだと思います。

体外受精のために薬や注射で育てた卵胞を採取するときには、麻酔を使う病院と、使わない病院とがあり、この病院は麻酔を使う病院でした。その麻酔が、どうやら私には合わなかったようでした。

最初は麻酔が効き過ぎて、ろれつが回らないほどになり、意識も遠のきそうになる。すると、先生から「寝ちゃダメです。寝ないでください」と言われます。寝ると出血多量になり、血が止まらなくなる可能性があるそうです。

私の場合、多嚢胞性卵巣症候群で卵胞がたくさんあるので、次回大きく育てたい卵胞に影響が出てしまうということで、毎回小さい卵胞まで一つひとつ針を差し、すべて採取していました。そのため時間がかかって、次第に麻酔が切れてしまうのです。そうなると、冷や汗が出るほどの痛みが襲ってきました。術中に痛みから逃れようと体が勝手に反応して起き上がろうとしてしまい、看護師さんに体を押さえられるほどでした。

採卵後も、重い生理痛をさらに強くしたような痛みが続き、初回は車椅子でリカバリー用ベッドまで運ばれました。それからも毎回、リカバリー用ベッドで休んでいました。

私と同じように採卵した人たちが、次々と名前を呼ばれて帰っていくのを聞きながら、「なぜ皆、立って歩けるんだろう」「なぜそんなにすぐに帰れるんだろう」と思っていました。それでも、私はただただタオルを握りしめて横になっているほかありませんでした。

でも、そんな痛みがあっても、私は採卵できたということがうれしかった。自分の中では、「タイミング法」「人工授精」「体外受精」「顕微授精」は、それぞれ赤ちゃんを授かるまでのステップの一つと考えていて、「採卵できるところまで卵を育てることができた」というのは、また一つステップを上がれたということでした。その喜びのほうが、体のつらさよりも大きかったのです。

待望の妊娠！　けれど、赤ちゃんは育っていなかった

転院してからは、顕微授精も含め体外受精を計5回行いました。最初の3回は、採卵はできてもうまく育たなかったので、移植もできませんでし

たが、4回目にようやく受精卵になり、妊娠反応が出たときは、本当にうれしかった。超音波でなかなか赤ちゃんが確認できなくても、「ステップが一気に上がった!」「今までは受精卵にもならなかったのに、子宮に戻せた!」と、舞い上がってしまいました。

けれど、赤ちゃんは育っていなかったのです。「枯死卵《こしらん》」といって、赤ちゃんが入っている胎嚢だけが大きくなり、中に赤ちゃんはいないというものでした。妊娠反応も出るし、つわりも起きるのに、赤ちゃんはとても早いうちに死んでしまっていました。

先生からは、「枯死卵というウソの妊娠があってね」と話がありました。その後に次の治療のことも話していたけれど、まるで耳に水が入ったみたいになって、それ以上、全然耳に入ってこなかった。

帰り道では、ずっと泣いていました。色々な歌が頭の中を流れていったけれど、楽しい歌も、すべて寂しい歌にしか聞こえませんでした。なんとか家に着いても、玄関に入ることができず、長い間その場に座り込んでしまいました。足が重くて、どうしても、ドアを開けて一歩踏み入れることができない。なんだか、そのまま今までの生活に戻れる気持ちじゃなかった。「なんでだろう？」「何がいけなかったの？」「私、何かしたかな？」そんなことが、頭の中をずうっとグルグル回っていました。

先生は、「赤ちゃんに育つ気がなかったんですよ。あなたのせいじゃないから」と言ってくれました。移植のときには問題がなくても、枯死卵になることはよくあることだとも教えてくれました。

でも、何も原因がないのなら、じゃあ、私はこれからどうすればいいんだろう？　何に気を付ければいいんだろう？　何ができるんだろう？

そうして、しばらくの間色々考えていましたが、そのうちに、ふと思ったのです。「あんなに喜んじゃいけなかったんだ」「調子に乗っちゃいけないんだ」と。

私は、プロのスポーツ選手として戦っている夫の横で、チャンピオンになるという目的に向かっていく姿をいつも見ていました。そんな夫の姿から学んだことは、「何かを得るためには、何かを捨てなければいけない」ということ。私は仕事に一区切りをつけて、治療に専念することを決断しました。

私の結論は「諦めない！」ということでした。ここまでステップを上がれたんだもの、まだまだダメじゃない。心も体も傷ついたし、たくさん泣いたけれど、私はまだやれる。やれることがあるなら、全部やろう。そうじゃないと、きっと後悔する。一つステップを上がったところで、一喜一憂している場合じゃない。

そうして臨んだ5回目の採卵では、分割がゆっくりではあったものの、初期の胚盤胞になったので移植しました。しかし、結果として妊娠には至りませんでした。そのとき初めて、「少し治療をお休みしようかな」という気持ちになりました。一度、心も体もリセットしてもいいかもしれない。そのほうが、次のチャンスが広がるかもしれない。そういう、あくまで前向きな気持ちでの考えでしたが、実際にはお休みすることはありませんでした。

なんと、そのタイミングで、夫のほうから「転院しない？」と提案があったのです。これが、その先を左右するターニングポイントになりました。

2010年の年末、最初の転院から2年ほどが経ち、私は28歳になっていました。

Column 不妊治療Q&A①

**36歳まで仕事が楽しくてバリバリ働いていたけれど、
ふと「子どもが欲しい」と思ったときには、妊娠しにくい体になっていた……。
「なんのために今まで避妊していたんだろう？」
と落ち込みながらも、不妊治療を開始。
2015年に37歳で第一子を出産したAさんに、
なかなか聞けない不妊治療の疑問について、本音で答えてもらいました。**

Q
不妊治療って、何歳から始めればいいですか？

A
早ければ早いほどいいと思います。

不妊治療は「この年齢になったら始める」というものではなくて、早ければ早いほどいいと思います。30歳になっても子どもを授からなければ、とりあえず検査に行きましょう。

私は36歳のときに仕事が一段落して、「そろそろ自分も子どもが欲しいな」と思い、妊活を始めたのですが、1年を過ぎても全く授かりませんでした。37歳になって不妊専門クリニックを初めて受診。パートナーの精子検査もしてもらったところ、なんと精子が6個（通常は数千万から数億）しかないことが分かりました。

私自身は体に何か問題があったわけではなかったのですが、医師からは「自然に妊娠するのは難しい。年齢的にも、本当に子どもが欲しいなら今すぐ顕微授精をしたほうがいい」と言われました。そこですぐに顕微授精を決断しました。

卵を育てるために毎日注射に通い、採卵日直前には23時以降に病院に行って排卵を促す注射をし、37歳で妊娠。38歳になる年で出産することができました。でも、翌年トライした2人目の受精卵移植は3回とも成功せず、年齢の壁を感じました。

早めに検査を受けるメリットは、自分の体にどういう特徴があるのかが分かることです。例えば卵管がつまっていたら、治療法が変わります。授かりにくい原因がある場合も早めに対処することができます。

治療にかかるお金も、早く始めたほうが総額として抑えられることも少なくないと思います。年齢を重ねてからの妊娠には、ダウン症などの先天性異常のリスクが高くなることも知られているので、そのことも知っておいたほうがいいと思います。

Chapter 2

矢沢心

〝運命の先生〟との邂逅《かいこう》。流産と出産

2度目の転院で出会った〝運命の先生〟

転院したのは、本当にたまたまでした。それまで治療や病院のことにはほとんど口を出さなかった夫が、急に「転院しない？」と提案してくれたのです。誘われて出席したパーティーで不妊専門クリニックの院長先生に出会い、「僕のところに来なさい。なんとかしてあげるから」と言われたのだそうです。

そのクリニックは、不妊治療ではとても実績のあるところでした。2年前に最初に転院した頃に病院名を聞いたことがありましたが、院長先生は男性だったので、まだ「妊娠できたらいいな」くらいの気持ちだった私は、通院しやすい場所であることや女医さんであることなどの条件を優先させていたのです。

でも、体外受精に進んでもなかなか妊娠反応が出ず、やっと着床したと思ったら〝ウソの妊娠〟だった。次の体外受精でも、受精卵をおなかに戻せなかった。治療をしても、必ず授かるとは限らない……。

そんな現実を目の当たりにして、一度治療をお休みしようとしていたタイミングで声をかけていただいた。そして、夫が会ってすぐに「お任せしたい」と思ったほどの方なら、これは運命なのかもしれない。

そう思って、翌日すぐに連絡を取りました。予約が取れたのは、2010年のクリスマス。私たちにとって、プレゼントになるようなことが起きるんじゃないか。そんな予感がしていました。

初めての予約の日、院長先生は私にこう断言しました。「絶対に赤ちゃんを抱っこさせてあげる」。

私は、「絶対」というのは自分で決めることだと、それまでずっと思っていました。未来は誰にも分からないのだから、「絶対大丈夫」も、「絶対ダメ」も、自分の気持ち次第。自分がどうするかによって変わるものだと思ってきました。

でも、院長先生は、「絶対」と言いました。

「院長先生は〝名トレーナー〟みたいだな」

お医者様は、たくさんの患者さんを診てきて、同じ治療をしても同じような反応があるわけではないと知っています。だからこそ、「絶対」なんて言葉を使うはずがないと思っていました。そのお医者様が「絶対」と言ったのです。素直に「この人すごい！」と思いました。

先生の自信は本物だ。この先生にすべてお任せしよう。そうすれば、私はきっとお母さんになれる。

先生のひと言は、一度は揺らぎかけた私の気持ちに、もう一度火をつけてくれました。

後で夫にその話をすると、「院長先生は名トレーナーみたいだなぁ」と言いました。名トレーナーというのは選手をやる気にさせるもので、そういう人は必ず〝魔法の言葉〟を持っているのだそうです。

この言葉を言えば、選手の闘志がかき立てられる。そんな言葉を今このときしかないというタイミングで伝える。それによって、選手は持っている力をめいっぱい引き出すことができるのだといいます。

院長先生は、まさしく私にとって名トレーナーでした。

院長先生からは、「次に来るまでに、僕が書いた本を読んでみて」と言われました。その本には、「体外受精の採卵には麻酔を使用しない。採卵の針も細いため、体への負担が少ない」と書いてありました。前のクリニックでは、採卵に麻酔を使っており、麻酔が苦手な私はとても痛みが強く、つらい経験をしていたので、これは自分にピッタリなのではないかと思いました。

実際に採卵をしてみると、採卵にかかる時間は驚くほど短く、採卵後の痛みもほとんどありませんでした。「こんなにも体がラクだなんて！」と驚きました。このとき初めて、あんなにつらかったのは、針の太さや麻酔が体に合わなかったからなんだと実感したのです。

それまでの私にとって、採卵がつらくても、それは「我慢すべきもの」でした。でも、本当はそんなことなかった。我慢しなくちゃいけないと思い込んでいただけだったと気付きました。

そういう意味でも、このクリニックとの出会いは、運命だったんだと思います。

転院して改めて知った、コミュニケーションの大切さ

ただ、実際の診察は、これまでの先生とは全く雰囲気が違い、最初は私も混乱してしまいました。それまで通院していたクリニックは女医さんだったので、私としては質問がしやすく、先生も丁寧に説明してくれました。でも、今度の院長先生は、とても忙しくて、しかも早口だったのです。

最初の診察で、先生は「排卵日とタイミングを合わせたら、その日にクリニックに来て、フーナーテストを受けて」と言ったようなのですが、私はきちんと理解できていないままにしてしまい、タイミングを取っただけでク

リニックには行きませんでした。次の診察の際、「なんで来なかったの？」と言われて、「えええーっ！　そうだったの！」とビックリ。

それならメモをして先生の話を聞き漏らさないようにしようとすると、「メモはいいから、ちゃんと聞いて」と言われます。診察の最後に質問しようとすると、忙しい院長先生はすぐに診察室を出ていってしまうし、「もう、どうしよう!?」とプチパニック状態に。院長先生は口調もハキハキとしていたので、なんだか気後れしてしまいました。

けれど、そんな状態に手を差し伸べてくれたのも、院長先生でした。診察が終わった後、看護師さんが説明してくれるようになったのです。院長先生が「やることをまとめて渡してあげて」と言ってくださったらしく、メモも頂きました。

それで、私はようやく気付いたのです。赤ちゃんが欲しくてここに来ているのに、このままじゃいけない。今までは自分から働きかけなくても与えられていたけれど、それじゃダメなんだ。赤ちゃんが欲しいなら、自分から食らいついていかなくては。

それからは、まず質問したいことを事前にまとめておくようにしました。忙しい先生にすべてを質問するのは申し訳ないので、調べられることは自分で調べ、そのうえでどうしても分からないことだけを聞くことにしました。

診察が終わって、院長先生が出ていこうとしても、もうそのまま見送らず、「先生、ちょっと質問が……」と呼び止めるようにしました。そうすると、先生もちゃんと誠実に答えてくれました。どうしても忙しいときには、「看護師さんに質問しといて。後で答えるから」と言われることもありましたが、それは仕方がないこと。

早口だとか、口調がはっきりしているとか、そうした表面的なことにとらわれるのをやめて、きちんと尋ねるようにすると、ビクビクする必要なんてなかったんだなと分かりました。質問することで自分自身の不安も少なくなっていったので、やはりコミュニケーションって大事だなと改めて思いました。

院長先生は、「薬はあまり使いたくないんだけれど、あなたは使う必要性があるから、少しずつ使いますね」などと、常に私の体に合った方法を模索してくれました。

私が最初の頃、女医さんや家から近いクリニックにこだわっていたのは、「大きい病院では話をちゃんと聞いてもらえないのでは？」「男性のお医者さんの対応が冷たかったらどうしよう」という気持ちからでした。こぢんまりしたクリニックで、女医さんだったら、きっと丁寧に話を聞いてくれるんじゃないかと思っていたのです。

確かにそれまで通ったクリニックの女医さんは丁寧に答えてくれましたが、今となっては女性の医師か男性の医師かは、あまり問題じゃないと思うようになりました。それよりも、その医師や治療法、薬との相性のほうが、ずっと大事なのだと分かったからです。

そのことが分かるまでに、ちょっと遠回りをしたけれど、遠回りをしなければ分からなかったことも事実。だから、麻酔が合わなくてつらかった日々も、無駄ではなかったと思っています。

再び妊娠！　でも、悪い予感は的中した

このクリニックでは、タイミング法に1回トライした後、すぐに体外受精

にステップアップしました。そして、今度は1回目の体外受精で妊娠反応が出たのです。今まで何度もトライして、一度しか成功しなかったから、これはやはりうれしかった。

それでも、前回の枯死卵のことがあったので、もう手放しで喜ぶことはしませんでした。「一つステップを上がったということなんだ」と、なるべく冷静でいようと努めました。なんとなく、そんなに簡単に出産までたどり着けるとは思えなかったのです。

そして、そんな予感は、やはり当たってしまいました。

軽い出血があり、すぐにクリニックに電話をすると、「安静にしてください。出血が止まらず、もし心配なら来てください」と言われました。できるだけ動かないようにすると、それ以上出血することはありませんでしたが、数日後、不安に思いながら検診に行くと、流産していました。

もうすぐ3カ月というところで赤ちゃんは成長を止め、それまで元気にドクンドクンと動いていた心臓も止まっていたのです。

一度おなかに来てくれても、こんなことになることもあるんだ……。ただただ茫然として、先生の言葉に「そうですか」と答えるのが精いっぱいでした。

このクリニックに転院してから、夫はできる限り検診に付き添ってくれていて、このときも車の中で待っていてくれました。夫のところに戻ると、私が口を開く前に、「どうした？」と尋ねてきました。私の顔を見て、何かあったとすぐに分かったんだと思います。

「赤ちゃんの心臓、止まってた……」と伝えると、夫もとても驚いて、「動いていたのにな……」と言いました。それからはお互いほとんど無言でしたが、夫はカフェに連れていってくれ、2人で普通にお茶を飲みました。ただそばにいて、一緒にお茶を飲んでくれる。その時間で、私の気持ちは静かにリセットされていきました。

思えば、以前の枯死卵のときも、夫は自分を責める私に「今はそういう時期じゃなかったんだよ」と言って、頭をなでてくれました。それで、私は「ああ、そう思っていいんだ」と思えたのです。

言葉数は多くないけれど、私にとって必要なことをちゃんと伝えてくれる。そんな人が一番近くにいてくれる。そのことは、私にいつも力を与えてくれました。

また、次がある。赤ちゃんは私のおなかに来てくれた。私は、妊娠できる体だったんだ。だから諦めない。私はママになり、夫をパパにするんだ。

そう思い直し、次の体外受精に向けて、体を整え始めました。赤ちゃんに会える日がすぐそこまで近づいてきていたことを、このときの私はまだ知りませんでした。

流産してやめた、二つのこと

流産しても諦めない。そう決意した私は、二つのことをやめました。

一つは日記です。それまで、私は家事が終わって寝る前の深夜1時過ぎに日記を書くことを習慣にしていました。そこには、検診のこと、先生とどんな話をしたか、どんな薬を飲んで、どんな治療をしたのか、その治療で体調がどう変わったかなど、そのとき感じた気持ちや夫が言ってくれた言葉などをすべて書きとめていました。

そして、毎月生理が来ると、「あー、今月もダメだった……」という重い気持ちとともに日記を開き、「ネイルをしたのがいけなかったのかな」「髪を染めたのがダメだったのかな」「移植した日、もっと静かにしていればよかったかな」「重いものを持ってしまったからかな」「動かなければよかったかな」と、授からなかった原因をとにかく探していました。何かの原因があったと考えないと、気持ちが持たなかったからです。原因があるのなら、次はそこを直せばいいと思えて、少しラクになれました。

けれど、赤ちゃんの心臓が止まって、ようやく気が付きました。

そうやって、ダメだった原因を探しても前には進めないし、そもそも原因は私の生活だけにあるとは限らない。院長先生も、「流産はお母さんのせいじゃないんだよ。ほとんどは赤ちゃんの側になんらかの原因があって起こるものだから」と言っていました。私にはどうしようもないことだってあるんだ。「あれもダメ、これもダメ」というのは、かえって自分をがんじがらめにしていただけじゃないか。

深夜に日記を書くことで寝る時間が遅くなり、朝起きてもあまり食欲が湧かず、朝食が食べられないということもよくありました。夫からも「健康な生活をしないと、赤ちゃんも来られないよ」と言われていました。

ダメだったことはもう振り返らなくていい。良かったことは振り返ってみてもいいけれど、問題がないなら、何度も見る必要はないよね。それなら、夫の言う通り、早く寝て、健康的な生活をしたほうがいいんじゃない？

そう思って、それからは一切日記を書くのをやめました。

やめてみたら、あら、なんてラクチンなんでしょう（笑）。日が経つとともにちゃんと起きられるようになって、朝食も食べられるようになり、「やっぱり、私に必要なかったんじゃん！」と思いました。

もう一つは、妊娠したら読もうと思って保管していた妊婦さん向けの雑誌などを全部捨てたことです。これも、よく考えてみたら、本当に妊娠してから買えばいいことだと気付きました。

全部捨ててみたら、家の中も、気持ちもスッキリ！　妊娠中に役立ちそうな記事を集めることで、かえって自分にプレッシャーを与えていたのかもしれません。

「心は今、大事な仕事の真っ最中でしょ」

そうして一周期お休みした後、2度目の転院後、2回目の体外受精にトライしました。

今度も無事に着床しましたが、私はもう「これは通過点にすぎない」と思っていました。枯死卵、流産を経験して、たとえ着床しても赤ちゃんが育たないこともあると、身に染みて分かっていたから。「今回ももしかしたら…」という考えが、いつも頭の片隅にありました。

「胎嚢が確認できた」「心拍も確認できた」と一つひとつステップをクリアしていき、つわりが始まりました。かなり重いつわりで、妊娠6カ月の終わりくらいまで、トイレとお風呂、歯磨き以外はベッドで過ごすようになりました。

不器用な性格なのか、中途半端で済ますことができず、あれもこれもやらなくちゃ気が済まない私は、それまでのんびりしたことなんてなかったので、夫からも夫の家族からも、実家の家族からも「安静にして」としっかりくぎを刺されました。

それでも、何もしないでいると不安が襲ってきて、やめたはずの日記を書きたくなるときがありました。そんなときは、流産のときに夫が言ってくれた言葉を思い出しました。

それは、やはりつわりで体がだるくて、仕事もあまりできず、寝てばかりいることを夫に話したときのことでした。「もっとちゃんとしなくちゃいけないよね」と言うと、夫は私が考えてもいなかった言葉を返してくれたのです。

「何言ってんの？　心は今、大事な仕事の真っ最中でしょ」

この言葉が、どんなにうれしかったか。そうだ、私が自分の体を大切にすることが、赤ちゃんを育てることにつながる。そして、夫を幸せにすることにもつながっているんだ。そう思いました。

だから、今はのんびりしているのが仕事。そう思い直して、本を読んだり、好きなDVDを観たり、思い切りダラダラして過ごしました（笑）。

掃除や洗濯、食事作りは夫ができる限りやってくれて、仕事でできないときは、義母や実母が助けてくれました。

つわり中、食べられるのはカステラとクッキーくらいで、おなかの赤ちゃんへの栄養が足りないのではと心配でしたが、実母が「カステラには牛乳も卵も小麦粉も入っているから大丈夫！」と言ってくれたので、「そうか、そうだよね」と思えて、心強かったです（笑）。

つわりが終わったときは、「また一つステップを上がった」と思いました。でも、その後も私はできるだけのんびり過ごすようにしました。ゆっくり家事をしたり、犬の散歩をしたり、本を読んだり。そうやって、出産までおなかの赤ちゃんを大切に守っていこうと心に決めていました。

セコンド役の夫と2人で迎えた、出産の瞬間

出産の兆候が現れたのは、2012年の6月22日。予定日とピッタリでした。夜中に陣痛が始まり、朝まで待って出産する病院に行くと、そのまま入院になりました。昼になってもまだ産まれる気配がなかったので、夫はそこから仕事へ行きましたが、仕事が終わるとまた病院に戻ってきてくれました。スーツで出かけた夫は上着を脱いでワイシャツ姿になり、陣痛が激しくなった夕方からはうちわであおいだり、腰をさすったりしてくれました。

「水じゃなくてジュースのほうが、果糖が含まれているから体力がつく」とジュースを薦められて飲んだら、気持ち悪くなったりということもありましたが(笑)、気持ちはすごくうれしかったです。後で聞いたら、本人は

すっかり〝セコンド気分〟だったみたいです。

看護師さんには体を起こしたほうが早く産まれると言われていたのですが、あまりに痛過ぎて横になれず、四つんばいの姿勢になっていたら、夫が「それじゃいつまで経っても出てこないって！」と、看護師さんと同じことを言うんですよね。全然知らないはずなのに。

それで、その通りにしてみたら、それまでなかなか進まなかったお産が進み始めたのです。

最後は夫も枕元に上がり、「吸って」「吐いて」と呼吸の指導をしてくれました。夫は特にお産のための呼吸法を知っていたわけではありませんでしたが、基本はトレーニングの呼吸と同じなのだとか。やはり、夫は私の名セコンドだったのかもしれません。

そうして、2人で一緒に、待ちに待ったときを迎えました。

生まれたとき、最初に頭をよぎったのは、「健康で無事に生まれてくれたかな？」ということでした。「泣いた！　あれ、泣きやんだ？」と、顔を見せてもらうまではまだ心配で、分娩台の上から「顔を見せてくれますか？」とお願いしました。

赤ちゃんがそばに来たときは、「やっと会えた！」という思いでいっぱいになりました。ああ、私はこの子に会いたかったんだなぁ。今までの日々は、あなたに会うためにあったんだね。

不妊治療を始めてから出産まで5年、私はようやくママになりました。

振り返れば、これが私たちのベストなタイミングだった

今になって思うのは、〝授かり時〟ってあるんだなぁということです。

私と夫が結婚したとき、まだ夫は現役で活躍する格闘家でした。体も心も試合に向けて調整していくことが一番大切で、試合前にはわずかな物音も立てられないほど、ピリピリしていました。

「お風呂に入っているときなら聞こえないだろう」と思って浴室で鼻歌を歌っていたら、「うるさい！」と叱られたこともありました。本当に神経が研ぎ澄まされているんだなぁと思ったものです。

でも、それが夫の仕事。そして、夫のコンディションを常に良い状態にするのが、家庭での私の仕事でした。

夫の健康状態を考えた食事、コンディションを整えるための環境作り。もともと中途半端にできない私は、自分の仕事もしながら、夫のこともおろそかにはできなかったので、私自身も全然余裕がありませんでした。

だから、もし夫が現役のときに赤ちゃんを授かっていたとしたら、本当に大変だっただろうなと思うのです。

夫中心のスケジュールの中に自分のスケジュールを入れて、そこに赤ちゃんが加わる。ましてや、赤ちゃんはこちらのスケジュール通りに動いてくれるわけではありませんから、私はパンクしていたかもしれません。

私には、不妊治療、妊娠、出産を経験して、気付いたことがあります。それは、すべてを自分一人でやる必要はないんだということ。

私は小さな頃から、「しっかりしているけど、逆にそこが心配」と色々な人に言われていました。でも、なんでも自分でやろうとすることが、決していいことばかりではなくて、かえって迷惑をかけることもあると、この経験で知りました。

自分を大切にして、誰かに甘えられるときは素直に甘える。そのぶん、自分ができるときには誰かの役に立てるようにする。大げさだけど、人間ってそうやって生きているんだなということが、ようやく実感として分かったのです。

それが、赤ちゃんが生まれる前で本当に良かったなと思います。私が一人で頑張り過ぎて困るのは、そばにいる家族だから。

夫にしてみても、当時はいつも試合のことを考えていましたから、そこに赤ちゃんが入る隙間はなかったんじゃないかと思います。

待望の赤ちゃんが生まれた後、私はまた1カ月間寝て過ごさせてもらいました。その間、義母や実母が交代で来てくれましたが、一番活躍してくれたのは夫でした。おむつを替えたり、お風呂に入れたりと、小さくて首が据わらない赤ちゃんを、夫は一生懸命お世話してくれて、夜も一緒に寝てくれました。

そんなことも、夫が引退した後に授かったからこそできたこと。もし現役中だったら、赤ちゃんと触れ合う時間なんてなくて、いつの間にか大きくなっていた、というような感じだったかもしれない。子どもも、なかなかパパに懐かなかったかもしれない。

そう考えると、不妊治療をした4年間は、とてつもなく長い時間だったような気がするけれど、私たち夫婦にとっては必要な時間だったんだと思います。そして、きっと人それぞれに〝授かり時〟はあるんじゃないかなと思うのです。

私にとって、そんな紆余曲折を経て授かった娘。産後、赤ちゃんと同室で過ごした数日間は、本当に幸せな、宝物のような時間でした。

Column 不妊治療Q&A② ～37歳で不妊治療を始めたAさんに聞く～

Q

そろそろ2人目が欲しいと思っているのですが…。

A

できれば、35歳までに授かれるように計画しましょう。

2人目が欲しいなら、のんびり構えている余裕はありません。できれば、35歳までに授かることが望ましいと思います。

私は、39歳のときに2人目の不妊治療にトライしました。まずは、37歳で1人目を妊娠したときに凍結保存しておいた受精卵2個を使って移植しましたが、1回目は、着床はしたものの翌週流産になりました。その時点では、「まだもう1個あるから」と楽観的に考えていましたが、2回目は着床すらしませんでした。

そこで、改めて採卵しました。再び卵を育てる注射に通い、採卵直前に排卵を抑える注射やかなりの痛みを伴う排卵を促す注射を受けました。でも、37歳で採卵したときには8個採れた卵が、39歳で2～3個しか採れず、受精卵も1個しかできなかったのです。

そして、案の定それも着床しませんでした。

そのとき感じたのは、30代後半になると、一日一日が時間との勝負だということです。「1人目が卒乳したら2人目を」と思い、出産後1年経ってからトライしたのですが、「1年と言わずに半年で始めておけばよかった」と後悔しました。

よく「早めに採卵しておけば移植はいつでもできるから」という話も聞きますが、個人的には、20代のうちに採卵して30代前半までに移植するのがいいのかなと感じました。ですから、2人目の妊活についても、早め早めに計画を立てて進めていくのが鉄則だと言えるでしょう。

Chapter 3

魔裟斗

子どもなんて欲しくなかった

僕にとって同棲は結婚同然。だから、実は重かった

心と出会ったのは、僕が20歳の頃。「近くで車が動かなくなっちゃった」と、知り合いから連絡があったので行ってみたら、そこに一緒にいたんです。最初は「矢沢心って誰だっけ?」という感じで、名前もあまり聞き覚えがなかったし、女優さんだということも知りませんでした。

初対面なので、普通はお互い気を使うと思うんですが、心は僕に気を使わせないように話してくれました。僕は人見知りだし、口下手なほうなので、それがすごく心地よかった。今ではもうどんなことを話したのか、全然覚えていないけれど、「気遣いができる、会話の上手な人だな」と思ったことは覚えています。

それから連絡を取り合うようになり、2人で出かけるようになりましたが、その頃の僕はまだK―1に出る前で、「これからどうやって自分を売り出していこうか」と考えていた時期。とにかく仕事が一番だったので、正直彼女を作るつもりはありませんでした。だから、言葉は悪いかもしれないけれど、心と付き合ったのは成り行きというか、深く考えてのことではなかったですね。

付き合ってから1年くらい経った頃、「一緒に住まない?」という話になりました。当時、心はストーカーに遭って怖い思いをしていたみたいで、1人暮らしは不安だったようです。でも、昔から僕の中には、「一緒に住む＝結婚を前提にする」という意識があったので、この話は「付き合う」ことよりも、ずっと重かった。20代前半で仕事もまだこれからという時期に、結婚まで考えるということですから、本当に悩みました。

そうして悩みに悩んだ末、将来心と結婚するという決心をして、双方の家にも挨拶に行きました。実際に結婚したのは、それから5年後です。お互いにどういう人間かはもう分かっていたし、僕は27歳、心は25歳になっていたので、「そろそろ結婚する時期かな？」と。今考えると、「まだ若かったかも……」と思いますが、当時は「結婚って、そのくらいの年齢でするもんでしょ」という気持ちがありました。

心に「生理が来ない」ということは、一緒に住んでいたのでもちろん知っていました。だけど、特にそれが問題だとは思っていませんでしたね。「そういう人もいるんだな」くらいの認識でした。現役時代はとにかく仕事が第一で、それだけで頭がいっぱいだったので、正直それ以外のことにはあまり関心がなかったんです。

結婚しても、子どもが欲しいとは思っていなかった

赤ちゃんや子どものことも、全然かわいいとは思っていなかった。若かったし、友達と遊んでいるほうがずっと楽しいと思っていました。子どもがいるとうるさいし、汚れるし、何よりもその空間が子ども中心になるでしょう？　話していても、子どもが何かしたらそちらに気を取られてしまう。それがイヤでした。

周りに子どもが生まれた友達ができ始めると、皆で集まるときに子どもを連れてくることがありましたが、そういうときも内心「連れてくんなよ」と思っていました。

だから、結婚しても「子どもは何人欲しい」とかは、考えたこともなかっ

たです。心は考えていたようですが、僕は全く関心がありませんでした。「子どもの頃は、小さな子と遊ぶのが好きだったよ」と親に言われましたが、「そうだったかなぁ……？」という感じでした。

そんな調子だったので、もし現役だった頃に子どもができていても、遊んであげたりすることはなかったと思います。現役時代は、常にプレッシャーがあってイライラしていて、自分以外の人間の面倒を見る余裕なんてなかった。子どももきっと、僕のことを嫌いになっていたんじゃないかな。

そう考えると、授かるべきときに授かったんだなと思います。赤ちゃんは将来のパパとママを上から見ていて、この世界に下りてくる時期を自分で決めるというような話を聞きますけど、あれはまんざらウソじゃないかも、と思うことがあります。うちの子も、きっと上から僕を見ていて、「今行っても、パパは全然余裕がないから、かわいがってもらえない」って思ったんじゃないかと、そんなふうに思うんです。

子どもに対する気持ちは、結婚から1年が経ち、心が「不妊治療を始めたい」と言ってきたときも、実はほとんど変わっていませんでした。

当時はまだ現役でK−1に出場していた頃で、とても関わる余裕がなかったし、内心では「子どもなんて自然にできるでしょ。そんなに考えること？ そこまでしなくちゃいけないの？」と思っていました。でも、「心がやりたいのなら、好きなようにやっていいよ」というスタンスを取っていました。

それは、心が1回目の転院をして、体外受精にステップアップしてからも、変わりませんでした。だから、最初のクリニックのときも、転院してからも、心と一緒にクリニックに行ったことは、ほとんどなかったと思います。

流産をきっかけに初めて知った妻の気持ち

2度目の転院は、僕が偶然あるパーティーに出席したことがきっかけでした。実は、僕は知り合いに誘われるまま、なんのパーティーなのかもよく知らずに行ったんです。出席してみたら、それは不妊治療のクリニックの院長先生が主催するパーティーだった。

その知り合いは不妊治療をしていて、僕も心が治療していることを話したことがあり、前にも「自分たちが通っているクリニックはいいよ」と声をかけてくれていました。でも、僕は「うん、そのうちにね」とずっと流していたんです。それで、僕にはあえて詳しいことは話さずに、パーティーに誘ってくれたようです。

院長先生は大の格闘技好きで、すぐに打ち解けることができました。僕が何気なく「なかなか子どもができないんですよね」と話すと、院長先生は驚いたようでしたが、すぐに「僕のところに来なさい。なんとかしてあげるから」と言ってくれました。

心には、家に帰ってその日のうちに「行ってみない？」と話をしました。心もそのクリニックの名前は聞いたことがあったみたいで、すぐに転院することになりました。けれど、そうなってもまだ、僕はそれほど真剣に子どもが欲しいとは思っていませんでした。

その気持ちが変わったのは、2度目の転院後に心が流産したときです。以前に、赤ちゃんが育っていなくて、包んでいる袋（胎嚢）だけが残っている「枯死卵」ということがあったので、心は受精卵がおなかに着床したことをとても喜んでいました。僕も、心がずっと努力していることは知っていたから、良かったと思っていました。

その日は、車でクリニックに送って行って、診察の間、僕は車で待っていました。このクリニックに転院してからは、できるだけ付き添うようにしていましたが、不妊治療クリニックとか産婦人科とかは、独特の雰囲気があって、正直、中には入りたくなかったんです。

診察が終わって戻ってきた心に「どうだった？」と尋ねると、答えがありませんでした。しばらくすると、半分泣きながら、「心臓、止まってた……」と言いました。「どういうこと？」「何それ？」僕は事情が分からずまた尋ねましたが、無言の時間が流れていきました。

僕は心を神宮外苑のいちょう並木が見えるカフェにそのまま連れていき、2人でただ静かに過ごしました。もう、声のかけようがなかった。「大丈夫だよ」なんて、軽々しく言えない。だって、大丈夫じゃないんだから。結局、時間が解決するほかなくて、僕はそばにいてあげることしかできない。

そのとき、僕は「子どもはもういいんじゃないか」と思いました。心がこんなに傷ついているなら、かわいそうだと思ったんです。子どもがいなくたって、僕と心の2人で生きていけばいい。子どもはもう諦めよう。しばらく経ってから、心にそういう話をしました。

ところが、心は意外なことを言ったんです。「私は、あなたの遺伝子を残したい。だから、子どもを諦めることはできない。授かるためだったら、どんな治療でもする」と。

僕の本名は小林というのですが、心はその小林家の歴史のことまで話し始めて、「おじいさんやお父さん、お母さんから引き継がれてきた遺伝子を、自分も残したい」と言いました。

今まで不妊治療をしてきた間、心からそんな話を聞いたことがなかったから、ビックリしました。僕は、一度もそんなふうに考えたことはなかったし、心がそんな気持ちで治療をしていたなんて、思いもよらないことでした。

それからです。僕が「自分も本格的に協力しよう」「ちゃんとサポートしようと思うようになったのは。心の覚悟を知って、僕も本気で取り組まなければと思いました。

幸いなことに子どもに恵まれた今、「もしかしたら、あれが、僕たちが子どもを授かるための大きなターニングポイントだったのかもしれないな」と感じています。

病院は、入ってしまえば大したことなかった

僕も不妊治療に真剣に取り組もうと決めてから、心の診察中に外で待っているることをやめて、一緒にクリニックに入るようにしました。

最初はやはり、ものすごく抵抗感がありました。そういう場所は女性のものという意識があったし、「なんだか恥ずかしい」という気持ちもあった。初めて一緒に行ったとき、中に入った途端に看護師さんから「旦那さんは別室へどうぞ」と言われ、そのまま個室に連れていかれました。精子の採取だったんですが、いきなりだったのでわけが分からなくて、「なんだ、何をされるんだ？」と不安になりました。

精子は家で採取して持っていくこともできて、それまではそうしていたので、病院内にそのための部屋があるなんて知りませんでした。精子は温度などをきちんと管理して保管しないと正確に検査できないらしくて、クリニックの個室で採取したほうが新鮮でいいのだそうです。

男としてはどんな結果だったのか気になったので、検査の後の診察で「どうなんですか？　僕の（精子）は？」と聞くと、院長先生から「ものすごく元気です！」とお墨付きをもらい、ホッとしました（笑）。

一度経験してみると、僕の他にも個室に案内されていく人が結構いることが分かったし、「こういうものか」と思いました。あんなにイヤだと思っていたけど、入ってみると案外大したことないもんだな。なんでも最初は勝手が分からないから、やりたくないと思うだけなんだな。そう納得できました。

でも、これはきっと男性に限ったことではないですよね。多分、治療を受ける手前で迷ったり、悩んだりしている人は女性にも多いんじゃないかな。実際にクリニックに行ってみれば、同じような境遇の人ばかりで、自分で考えていたよりハードルは高くないんです。僕が証明済みなので、ぜひ一歩踏み出してみてほしいなと思います。

妻のつわりの時期は〝兼業主夫〟だった

そこから、僕と心は二人三脚で不妊治療に取り組むようになりました。といっても、薬を飲んだり、採卵したりと、心身の負担が大きいのは心のほうで、僕にできることは限られていましたが、それまでとは違い、「2人で一緒に同じ目標に向かっていくんだ」という思いを共有していました。

不妊治療では、女性の体の周期に沿って治療が進められます。心は流産後、一周期体を休めただけで、またすぐに体外受精にチャレンジしました。院長先生の「なんとかしてあげるから」という言葉通り、今度も受精卵は着床し、心は転院後2回目の妊娠をしました。

妊娠が分かったときは、心も僕ももちろんうれしかった。けれど、前のクリニックでの枯死卵や、ついこの前の流産のことがあったので、心は手放しでは喜べないようでしたし、僕も安心はしていませんでした。産まれてくるまでは何があるか分からないし、何が起こってもおかしくない。そのことを2人ともイヤというほど分かっていたからです。

やがてつわりが始まりました。前の流産のときもそうでしたが、心はつわりが重いタイプのようでした。心の実家からは「とにかく寝ているように」と言われていて、僕も「寝てたほうがいいよ」と言って、つわりがひどかった2カ月間は家事一切を僕が担当しました。床にモップをかけて、洗濯機を回して、終わったら洗濯物を干して、畳んで。つわりのひどい心でも食べられるような料理を作って、犬のうんち用の袋を持って散歩に行って……。

心にはずっとベッドで休んでもらい、食事もそこで取らせました。おなかにいる子どもを守ってやれるのは心しかいない。だから、心が子どものことだけに集中できるように、その他のことは僕がやろう。心を大事にすることが、おなかの子どもを大事にすることにつながっている。そう思いました。

ところが、これが思ったよりもずっと大変で、僕は2カ月で3キロ痩せました。現役時代に減量を経験していたのですが、「心労で痩せるというのはまた違うものだな」と実感しましたね。慣れない家事をやりながら、仕事に行き、自分のこともやらなくちゃいけなくて、もうフラフラでした。

このときは現役を退いていて、サラリーマンのように毎日決まった時間に仕事へ出かけるわけではなかったので、なんとかできたんだと思います。僕が現役の選手だったら、絶対に無理だったでしょう。

やがてつわりも終わって安定期に入り、心もベッドから起き上がれるようになりました。僕の〝主夫生活〟も終わりを告げましたが、無事に子どもの顔を見るまでは、僕と心が気を緩めることはありませんでした。二人三脚は妊娠中もずっと続いていきました。

妻が選手、夫がセコンドで挑んだ出産という試合

心の陣痛が始まったのは、僕に仕事が入っている日でした。仕事終わりにスーツのままクリニックに向かいました。着いたのは夕方6時頃でした。心は入院したものの、なかなか赤ちゃんが下りてこなかったらしく、クリニックの中を歩いたりしていたようです。それでも、僕がクリニックに着いて1時間くらいすると、分娩室に移動することになりました。

僕も一緒に分娩室に入り、心につきっきりで声をかけたり、水を出したり、あおいだりしました。まるで選手とセコンドみたいでしたね(笑)。

腰のマッサージもしました。マッサージをしていると、だんだん骨盤が開いてくるのが分かるんですよ。「骨盤が開いてきたぞ！」と言ったら、心は「そんなことまで分かるの？」とビックリしてましたけど。

最後のほうは、先生に「分娩台に乗ってください」と言われて、そうしました。心の後ろ側から体を押さえて、「吸って」「吐いて」と指示を出しながら、一緒に呼吸しました。僕は特にお産のための呼吸法を習ったわけではないのですが、トレーニングのための呼吸法と基本は同じ。それがお産でも役立ちました。

そうして、もうすぐ深夜0時を迎えるという頃、ようやく娘が生まれました。心は感動していた様子でしたが、そのときは、今初めて会った娘より、心のほうが気にかかり、「よく産んだな。お疲れさん！」と声をかけるほうが先でした。僕自身も「やりきった！」という気持ちでいっぱいで、疲れがどっと押し寄せてきました。

お産が終わって改めて感じたのは、心の強さです。お産のときって、分娩室に移動しても、最初は助産師さんや看護師さんだけで、いよいよ産まれるというタイミングにならないとお医者さんは来ないんですよね。それで、分娩室に先生が入ってきたのを見て、「あっ、先生が来たから、もうそろそろ産まれるんじゃない？」なんて言うんですよ。

陣痛の痛みも最高潮のはずですし、普通はそんなに話したりできないぐらいじゃないかと思うんですけど、産まれる20分前に笑って話しているんです。自分の妻ながら「すげぇな」と思いました。

「自然分娩にしたい」と言ったのも心です。僕だったら、痛いのは絶対イヤですよ（笑）。僕は現役時代に鼻の骨を折って手術しているんですけど、そのときも部分麻酔じゃなくて全身麻酔でやってもらったくらいです（笑）。

試合は何カ月もかけてトレーニングをして、絶対勝つと思って臨んでいるので、試合中は殴られても、蹴られても痛みはあまり感じないんですが、終わったらすごく痛い。だから、それ以外では痛い思いをしたくないんです。そう考えると、もしかしたら、心にとってお産は試合みたいなものだったのかもしれないですね。

僕が真剣に不妊治療に取り組んだのは1年くらいで、心に比べればほんの少しの間です。でも、この短い間に、僕はまた改めて心という人間を知ったような気がします。その決して諦めない気持ちやブレない覚悟が、子どもを授けてくれたんだと思っています。

2人目はまさかの「自然妊娠」

長女が生まれたときは、ベビーカーを押すのも恥ずかしかったです。「男がベビーカーなんて…」と思っていましたし、他人に見られるのもイヤでした。ましてや、抱っこひもなんて、絶対に無理！

でも、2人の娘の父になった今は、これ見よがしに子どもと手をつないで歩いてます(笑)。「ふふん、いいだろう?」くらいに上機嫌ですよ。もしも3人目ができたら、抱っこひもだって着けて、「どうだ！ 見てくれ！」とか、やってしまうかもしれません(笑)。

長女が生まれてからは、沐浴などの育児にも関わっていたので、寝返りしたときや立ったとき、そういった節目節目も見ています。最初は正直、「生まれたなー」くらいにしか思っていませんでしたが、話すようになって、一緒に遊べるようになると、どんどん「かわいいな」と思えるようになりました。

ただ、長女を授かるまでがとても大変だったので、2人目が欲しいとは思っていなかったんです。「1人で十分だ」って思っていました。だから、2人目ができたときは、本当に驚きました。

治療をしない限り、僕たち夫婦には子どもはできないと思い込んでいたので、僕も心も避妊はしなくてもいいと思っていて……そうしたら、なんと自然妊娠したんです。

ある日、心が「少し前からちょっと体調がおかしい」と言って、1人目のときに通院していた不妊治療専門のクリニックへ行きました。そうしたら電話がかかってきて、「……妊娠してた」って言うんです。

聞いたときは、「えーっ！　なんだよ、それ？」と思いましたが、「こういうときは『おめでとう』って言っておくべきだよな」と思い直して、「おめでとう」と伝えました(笑)。

ところが、2人目は妊娠するまでは順調でしたが、妊娠経過のほうにちょっと問題がありました。妊娠6カ月目ぐらいから胎盤が子宮口を塞ぐ「前置胎盤」になるかもしれないと診断されたんです。妊娠7カ月目くらいからは出血する危険があると言われて入院を勧められ、出産も帝王切開の予定でした。

心が入院して1カ月ほど経った妊娠9カ月目、僕が前日に仕事で地方に行って、深夜に帰宅したときのことです。夜中に何度も電話がかかってきていたようだったのですが、僕は疲れていて全く気付かず、ぐっすり眠り込んでいました。

朝になって気付いて電話をかけ直したら、「今日帝王切開の手術をすることになったから、夫であるあなたの許可が要る」という話で。ビックリして、大急ぎで病院に向かいました。

予定外に早まった帝王切開でしたが、緊急性がそこまで高くない「準緊急帝王切開」ということで、僕も手術着を着せられ、手術室に入って立ち会うことになりました。

僕は心の頭のほうに立っていたので、横になっている心からは見えない手術室の様子が見えていました。もちろん手術している部分は見えないようになっていたのですが、心の体から色々な管が出ていて、出血がどんどん増えて、たまっていくのは見えたんです。

「これ以上出血すると大変だな…」と思っていると、僕の顔色が怪しくなっていくのが分かったんでしょう。心は下半身麻酔で意識はあったので、

「えっ！　私、そんなに出血してるの？」と、ちょっと焦っていましたね。

そんなことがありながらも、無事次女が生まれました。ちょっと早めの出産だったんで心配でしたが、生まれてすぐに泣き声を上げてくれましたし、体重も2500グラム以上あったので、ホッとしましたね。

子どもを持つことで、男はより男らしくなれる

次女が生まれたときも、長女のときと同じように「生まれたんだなー」というくらいの気持ちでした。でも、今になって、長女と次女が遊んでいる姿を見ていると、2人生まれてくれて本当に良かったなと思います。

2人目不妊で相談を受けることもあるのですが、僕にとっては「1人から

2人」より、「0人から1人」という違いのほうが大きかった。夫婦2人の生活と、子どもがいる3人での生活とは、全く違っていましたから。

ただ、子どもが1人のときも楽しかったけど、2人いると、さらにその何倍も楽しいんですよね。もちろん、子どもがいけないことをして、叱ることも2倍、4倍になりましたが、かわいいから、そういうことも一瞬で忘れちゃう。どういう理由で叱ったかとか、後から考えても全然覚えていません。

毎日の信頼関係があるから、子どものほうもどれだけ叱られても大丈夫。すぐに忘れてくれます。あんなに「子どもはすぐ汚すからイヤだ」「おむつ替えとか勘弁してくれ」と思っていた僕が、こんなに子煩悩になるなんて、自分でも驚きです。今は、小さな子どもが家に遊びに来ても、「おむつ替え？どうぞ、どうぞ」って言いますよ（笑）。2人目が生まれてからは、タバコもやめました。

僕は、現役選手を引退してから、残りの人生は〝長いヒマつぶし〟だと思っていたんです。打ち込むものがなくなって、何をしたらいいのかも分からなくて、毎日がつまらなかった。灰色の人生でした。

でも、子どもができて、急に人生がバラ色になったんです。今は子どもと色々な思い出を作ることが心底楽しい。僕は、子どもの存在に救われました。

僕自身にも、責任感が生まれたと思います。現役時代はサポートされる側だった僕が、出産に立ち会い、育児に関わって、サポートする側になった。そのことで、人としても成長できたと思っています。

昔、よく年配の人に「早く結婚しろ」って言われましたけど、その意味もようやく分かるようになりました。結婚すると、イヤなことがあっても逃げられなくなる。だから、精神的に強くなる。

そして、子どもができると、責任感が芽生えて、さらに強くなる。男がより男らしくなるし、磨かれる。子どもが僕に、そういう機会を与えてくれたと思っています。

〝トンネル掘りのプロ〟を名乗れるくらい、公園通いの毎日

育児の面では、僕は「フィジカル担当」ですね。僕は子どもが小さいうちは、できるだけ外で遊んで、体を鍛えることが大事だと思っていて。それ以外の勉強とか、習い事だとかは、全部心の担当です。

僕は現役を退いた今でも毎日7キロ走ることを日課にしているんですが、この前は、自転車に乗れるようになった長女が「一緒に行く」と言って、つ

いてきたんです。まだ5歳の女の子なので、「大丈夫かなぁ。途中で泣いちゃうんじゃないかなぁ」と内心思いましたが、音を上げることなく、最後までついていきて、その後一緒にプールも行きました（笑）。わが娘ながら、なかなか根性あるなと思いましたね。

でも、そんな長女より、次女のほうが色々な面で早くできちゃうんですよ。上の子を見ていて「同じようにやりたい！」という気持ちが出て、なんでもマネするからでしょうね。スポーツで活躍している選手も、次男や次女など下の子どもが多い印象があります。やはり親も1人目より2人目のほうが育児に慣れて、ちょっとのことでは動じなくなるというか、いい意味で大ざっぱになるというか。だから子どもは強くなるのかなと思います。僕も次男なので、改めて納得しました。

今、僕の日常は公園通いの日々です。最近は次女と一緒に、砂場でトンネルを掘っています。僕が作るトンネルはもう、完璧ですよ。トンネル掘りのプロです（笑）。山を崩さずにトンネルを掘るコツを伝授できるくらい（笑）。

長女のときは砂場が苦手で、公園にある遊具で遊んでいたんですけど、「子どもだけじゃなくて自分も楽しい！」という遊びを見つけないと、だんだんつらくなるんですよね。今はトンネル掘りを見つけたので、子どもと一緒に楽しく遊んでいます。

そうして遊んでいるうちに、2歳くらいまでの子どもにとって、砂場は人間関係を教えてくれる場所だと思うようになりました。乱暴な子もいれば、おとなしい子もいて、一つの社会を形成している。

そこで娘も色々なことを学んでいくと思うので、「これは行き過ぎだな」と思うまでは、僕は子ども同士のやり取りを見るだけで、口出ししないようにしています。

長女のときは、順番を待つという場面では譲ることも教えなくちゃいけないと思って、「あの子に譲ってあげようね」とか言っていました。そうしたら、あるとき娘に大泣きされて。

それで、「ああ、これは自分の子に一番愛情を見せないといけないんだな」と気付きました。だから、次女のときには「どうぞ」はやめました。子どもと一緒にいると、そういうふうに気付かされることがたくさんありますね。

不妊治療は夫婦で取り組んでほしい

今、こうして子どもがいる生活を送るようになって改めて思うのは、不妊治療に夫婦2人で取り組むことの大切さです。子どもは夫婦どちらか1人だけでは作れない。2人で一緒に進めていかないと、かけなくていい時間がかかってしまうんだなと思い知りました。

僕も、現役選手の頃は全然関わっていませんでしたから、前述の通り、精子検査のときは家で採取したものを容器に入れて、妻に持っていってもらっていたんです。でも、そうするとやはり新鮮さが違う。それが、成功率の違いにつながっていたのかもしれません。

一緒に病院に行くことで、奥さんも心強いんじゃないかな。女の人だって、なんの不安もなく不妊治療に臨んでいるわけじゃないですよね。格闘技でも負けが続いている選手って、「一生勝てないんじゃないか」と思うそうですが、不妊治療でも、何回トライしても赤ちゃんを授かれなかったら、「何をやってもダメなんじゃないか」って、負のスパイラルに陥ってしまうと思うんです。

だから、なるべく病院には男性も一緒に行くのがいいんじゃないかと思います。もちろん、30代や40代は仕事が忙しい時期だということは理解できますし、「お金を稼いで養うのが男の役割」と思う気持ちも分かります。まして、不妊治療はお金がかかりますから、しっかり働いて給料を稼ぐのは大事なことです。

でも、それでもやはり男性に「子どもが欲しい」と思ってほしい。そのために、そして奥さんのためにも、一緒に治療に行ってほしいですね。

僕も「子どもなんて自然にできるでしょ」と思っていたけど、そうじゃなかった。病院に行かないと難しい人もいるということを、僕が身をもって体験しているからこそ、そうしてほしいと思います。

僕たちの経験を参考にして、子どもが欲しいと願うカップルが1組でも多く子宝に恵まれたら、それ以上に喜ばしいことはないな、と思っています。

Column 不妊治療Q&A③ ～37歳で不妊治療を始めたAさんに聞く～

Q
不妊治療って、いくらくらいかかるものでしょうか？

A
人それぞれですが、それなりにかかるものと考えて準備したほうがいいでしょう。

　不妊治療を始めるときの年齢やその人の体の状態、どういう病院でどんな治療を受けるかによりますが、ある程度はお金がかかるものと覚悟しておいたほうがいいでしょう。

　私の場合は、東京都心の有名病院での顕微授精でした。排卵するまでは、毎日3万6000円ほどする卵胞を育てるための薬を10日間にわたって注射。採卵の4日前からは排卵を抑える薬を3日間注射し、採卵の前々日にも排卵を促すためのホルモン注射を1本。そして採卵は全身麻酔でした。その後着床した卵を育てるためにホルモン注射をさらに追加で受けました。

　これらはすべて保険が利かない自費診療で、しかも注射がかなり痛いので、文字通りお財布にも体にもやさしくなかったです。幸いにも1回目の移植で妊娠し、出産できましたが、すべて合わせると私の不妊治療は210万円ほどかかりました（※）。もし、なかなか着床しなくて何度も採卵したり、移植したりしていれば、さらに大きな金額になっていたでしょう。

　ちなみに矢沢さんのお話（169ページ）に出た成功報酬の場合、病院にもよると思いますが、私が払った以上の金額がかかったという話も聞いたことがあります。金額については事前によく調べたほうがいいと思います。居住地域の自治体の助成金も、忘れずにチェックしておきましょう。

※あくまで都内の有名病院にかかったAさんのケースです。

Chapter 4

矢沢心

長女出産後から
第2子出産まで。
そして今思うこと

〝試験管ベビー〟という言葉に負けたくなかった

長女を出産したときは5日間入院しましたが、あまりにも興奮してしまって、全く眠くなりませんでした（笑）。その間、トータルで4〜5時間くらいしか寝ていなかったと思います。それでもつらくはなく、とにかくかわいくて、かわいくて。見ているだけで幸せでした。

隣で長女が眠っているとき、時々「大丈夫かな？」と思って、胸に指を当ててると、心臓の音が伝わってきました。たった1本の指を当ててるだけで伝わってくるほどの小さな体だけど、その音は「人間として生きている、命の音だな」と思いました。

自分の隣で、子どもがちゃんと生きていてくれる。それだけで、こんなに笑顔になれるんだなぁ。そんなことをしみじみ感じていました。

それは、退院してからも変わりませんでした。夫や私の実家の協力で、私は1カ月くらいの間、ずっと長女のお世話だけに専念することができました。初めての赤ちゃんでしたから、普通は慣れない育児に戸惑う時期なのかもしれませんが、私は母乳を飲ませることも、おむつを替えることも、何もかもが楽しくて。大変だったとか、困惑したというような記憶はありません。

でも、今振り返ると、「健康に、無事に育てなきゃ」と、一日一日必死だったようにも思います。実はその頃、世間では「不妊治療で生まれた子どもはちゃんと育たないのではないか」といった疑問の声もありました。まだ〝試験管ベビー〟という偏見を持っている人もいたんです。

私は誰にもそんなふうに思ってほしくなかったし、世の中の人に「不妊治療で生まれた子どもは、こんなに元気なんだ」と思ってほしかった。私は長女以外に不妊治療をして生まれた子を知らなかったので、「この子が不妊治療で生まれた子どものイメージを決めてしまうのかもしれない」と思うと、怖い気がしました。

それに、夫の実家である小林家は、夫だけでなくみんな体が強いんです。夫のお父さんやお母さんも、孫娘が健康に育つかどうかを気にかけているだろうけど、身内だからこそなかなか聞けないのだろう、ということも感じていました。

私は体が大きくはないし、胃腸も弱いので、長女はそういう部分を受け継がないでほしい。日本一丈夫な夫の遺伝子を、しっかり受け継いでほしい。長女を健康で元気に育てることが自分の使命だと感じていました。

だから、母乳を頑張って、常にこの子の隣にいて、ちゃんと見ていよう。そういう気持ちがあったのだと思います。

ところが、その当時、長女は1週間おきに通院していました。2940グラムで生まれたのに、入院中に黄疸になって、一時期は2500グラムまで体重が落ちてしまっていたんです。それをなんとか生まれたときの体重に戻すということが、その頃の私の目標でした。

最初の頃は、長女は飲む力が弱く、母乳をうまく飲めませんでした。母乳を哺乳瓶に入れてみても、やはり上手に飲めません。病院で用意されたものや自分で用意したものなど、様々な種類を試してみましたが、なかなか量を飲めるようにならず、体重計にのせては「20グラム増えた！」「うんちで減っちゃった？」などと一喜一憂していました。

それが、あるときから飲み方が変わり、母乳をゴクゴク飲んでくれるようになりました。あのときは、すごくうれしかった。体重が3キロになったとき、これでようやく、スタートラインに立てたと思いました。

お宮参りやお食い初めなど、育児にはたくさんの行事がありますし、寝返りをうったとか、立ち上がった、伝い歩きしたというような成長の節目もあります。そういう思い出はもちろんあるのですが、やはり育児でも、不妊治療をしていたときと同じように、一つひとつがステップということが基本にあります。

長い目で見て、健康で丈夫な体を持って、元気にスポーツが楽しめる子にすること。それは、今でも私の目標です。

長女が私を変えてくれた

赤ちゃんのいる生活が始まってビックリしたのは、「子どもの成長って早いんだなぁ」ということでした。たくさん母乳を飲んだり、たくさん離乳食を食べたりしてほしい。どんどん大きくなってほしい。そう思っているのですが、一方で「もうこんなに大きくなってしまった」という気持ちも少しあって。親の気持ちって不思議なものですね。

でも、それよりも驚いたのは、子どもと一緒に暮らしていくことによって、自分自身が変わったことです。

長女を授かる前、夫と2人だったときは、家の中がとても静かだと感じたことがありました。もちろん、夫と2人の生活も大切なものでしたが、ここに子どもがいたら、きっとにぎやかなんだろうなと夢想していました。

長女が生まれて、それは想像していた通りになりました。リビングで長女がゴロゴロしていて、そばで夫が見ている。ただそれだけのことなのに、家の中に上からも横からも光が差しているように感じるんです。

笑い声がしているわけではなかったので、「にぎやか」というのとは違ったかもしれません。けれど、私はその光景に深い感銘を受けました。そこに子どもが1人存在しているだけで、世界観が変わるんです。子どもが生まれてからは、常に笑顔でいられるようになり、イライラすることもなくなりました。

子どもがいる空間って、こんなにあったかいんだ。このたあいのない、普通の日常こそが幸せなんだ。そこには、言葉では言い表せないほどの幸福感がありました。

社会に出ていると、追われているとか、せかされていると感じたり、不安になったりすることもありますよね。子どもがいることで自分自身を見つめ直すことができるようになって、そういう気持ちを感じなくなったのだと思います。

自分がこんなに穏やかな時間を過ごせるなんて、思ってもいませんでしたし、子どもにこんなに愛情をかけられる自分にもビックリしました。そういう満たされた時間は、すべてこの子がくれたんだなぁ。今まで生きてきて、感じたことがないような感情や、自分でも知らなかった自分に気付かせてくれたのがこの子なんだなぁ。長女と毎日過ごして、その成長を見ているうちに、そんなことを思うようになりました。

全く考えていなかった2人目。奇跡の自然妊娠

長女が生まれてから、2人目については全く考えていませんでした。長女が1歳を過ぎて、会話をしたり、走ったりできるようになると、ますますか

わいくて、楽しくて、毎日が充実していたからです。

夫にもたくさん話しかけたり、「パパ」と呼びかけたりするようになって、夫も長女を溺愛するようになったので、2人目のことを考える隙なんてありませんでした。夫とも、「2人目は別にいいよね」と話していました。

ところがある日、なんとなく体調がおかしいことに気付きました。

生理は、長女が1歳で卒乳後、しばらくしてから再開していて、その頃は2カ月に一度くらいのペースで来るようになっていました。以前は全然生理が来ていなかったので、産前より改善はしていたものの、不順なことには変わりありません。治療も何もしないで子どもを授かるとは考えていませんでした。

とりあえず今後のことを考えると、検査をしておいたほうがいいのかもしれないと思い、お世話になった不妊治療専門のクリニックに連絡をしました。体の状態を話すと、「一度検査しましょう。念のため、自宅でも妊娠検査薬を使ってチェックしてみてください」と言われました。

「(子どもは)できていないと思いますけど……」と答えつつ、自宅で検査してみました。結果は陰性。「やっぱりね」と思い、特に気にすることもなく、そのまま夫と長女と3人で旅行に行きました。

旅行から帰宅し、病院に連絡をしてから1週間後、検査に行きました。そして、検査の結果が出ると言われた1時間後にもう一度受診。でも、ずっと待っていても、全然名前を呼ばれません。「これは、何か悪い結果だったのかも……?」と不安に思っていると、ようやく診察室に呼ばれました。

そこで告げられたのは、「妊娠していますね」という言葉でした。

状況がよく飲み込めず、「えっ? 私が?」という言葉が思わず口から漏れました。「はい。おめでとうございます」と言われて、「あ、これだ! 私が思い描いていた、病院に行って『おめでとうございます』って言われる、あのシチュエーションだ！」と、そのときようやく現実を認識することができたのです。

あんなに赤ちゃんが欲しくて欲しくて、やっと授かって、「いつかもし2人目が欲しいと思ったときは、また治療をするんだろうな」と思っていたのに。自分でも信じられない〝奇跡の自然妊娠〟でした。

2人目が欲しいなんて、恐れ多いと思っていた

思いがけない2人目の妊娠が判明した病院からの帰り、4年間の不妊治療中は泣きながら歩いていた道を、私は声が出そうになるほど笑いながら

歩いていました。

「まだ2人目はいい」と思っていたけれど、いざ授かったことが分かると、自然と顔がほころんでしまいました。周りの人が見たら、「なんだろう、あの人？」って、ちょっと引くくらいだったかもしれません（笑）。

夫に連絡すると、夫も電話の向こうで「えーっ？」と驚いて、その後笑っていました。「こんな奇跡ってあるんだな」と、2人とも言葉にならない思いをかみ締めていました。

長女のことがかわいくて、2人目のことは考えられなかったというのは本当ですが、心のどこかで「2人目のことなんて考えるべきじゃない」と思い込もうとしていたのも、また事実でした。

1人授かれただけでもありがたいこと。2人目が欲しいなんて思うのは望み過ぎだ。恐れ多いことだ。1人目の赤ちゃんを授かるために、今も必死に病院へ通っている人もたくさんいるのに。

そういう気持ちがありました。

だから、「もし、もっと自分に余裕ができて、やっぱり2人目が欲しいと思うときがきたら、そのときはまた不妊治療をするのかな」と、漠然と考えていたんです。

振り返ってみると、これも長女がくれたプレゼントなのかもしれないと思いました。長女が生まれてから、私の生活は規則正しくなりました。長女と一緒に公園に行くので、以前より体も動かすようになりました。食事は、不妊治療をしていた頃からバランスを考えて作っていましたが、長女と夫のために、さらに気を使うようになりました。

そんな長女と一緒に過ごす毎日が、私の体を変えてくれたんだ。〝奇跡の自然妊娠〟は、きっと長女のおかげだ。

長女は私の心を変えてくれただけではなくて、赤ちゃんを授かることができる体にしてくれたんです。そう思ったとき、長女への「ありがとう」という感謝の気持ちでいっぱいになりました。

妊娠9カ月目、トイレで何かがボトッと落ちた

不妊治療をすることなく授かった2人目でしたが、妊娠生活はやはり平穏には進みませんでした。妊娠6カ月頃、検診で「胎盤が徐々に下の位置にきている」と言われたのです。

1人目の不妊治療中に、何度も「うまくいきそうで、いかない」ということを経験していたので、「今度はそうきたか」と思いました。逆子だった長女

のときは、おなかをさすり続けたり、「頭を下にしてね」と声をかけたりして、結果的には治ったのですが、今回は胎盤。どうすることもできませんでした。

「妊娠週数が進めば、また上に上がっていくから心配ありません」と言われていましたが、案の定、次の7カ月目の検診では、「下のほうに半分くらいかかっている〝前置胎盤〟なので、自然分娩は難しい状態」と診断され、出血も時折あったので、帝王切開ができる病院に転院することになりました。

転院先を受診すると、その日に「今日入院してください」と指示がありました。私は「ただ胎盤が下のほうにあって、自然分娩が難しいから転院した」という認識だったので、「もう入院？」というのが正直な気持ちでした。

ところが、先生は「お母さんも赤ちゃんも、いつどうなってもおかしくない状態です。どっちの命もなくなるかもしれない。それを覚悟のうえで、入院しない選択をしますか?」と言うのです。

ただ、家にはまだ幼い長女もいるし、夫にも状況を説明しなければいけません。「分かりました。入院はしますが、今日は待ってください」と言って、その場は帰宅しました。

翌々日に再び受診して、「2週間後でもいいですか?」と尋ねると、即座に「ダメです!」とはっきり言われました。確かに少し出血もしていたので、撮っていた写真を見せると、「量もあるし、鮮血だから古い血じゃない。量と色ですぐに分かる」と言われて。それで、入院することにしました。妊娠8カ月目のことでした。

入院してみると、トイレに行く以外は絶対安静で、検査をするときも車椅子での移動。先生は「自然分娩も視野に入れている」と言ってくれましたが、検査をしてみたら、胎盤はやはり子宮の入口にかかっていて、血の塊もあり、いつ出血してもおかしくない状態だと判明しました。

それまで体はすごく元気で、自覚症状もなかったので、なぜそんなに入院を勧められるのか理解できていませんでしたが、このとき初めて、今の自分の体は命に関わる状態なのだと実感しました。

検査の結果を受けて、病院からは「ご主人に帝王切開の同意書を書いてもらいたい」と言われましたが、夫は忙しくてなかなか来られませんでした。

9カ月目に入り、ようやく夫に来てもらうことになった日の、前日の真夜中のことでした。生理痛のような痛みがあり、トイレに行ったら、便器に何かがボトッと落ちたんです。足には血がついていました。一瞬、ゾッとしました。

すぐに看護師さんが来てくれて、落ちてきたのは胎盤から流れてきたゼリー状の血の塊だと分かりました。この後、出血が止まらなくなるため、「帝王切開の手術をするので、ご主人を呼んでください」と言われました。

すぐに電話しましたが、夫はもともとベッドの脇に携帯電話を置かない人。そのうえ、前日は地方での仕事で、疲れて帰ってきたためか、何回連絡しても全く電話に出ませんでした。

ようやく連絡が取れたのは、早朝5時か、6時頃のことでした。話を聞いた夫は、大急ぎで病院に駆け付けてくれました。

「準緊急帝王切開」になって分かった、先生の判断の正しさ

一刻の猶予もない「緊急帝王切開」ではなく、時間的にはもう少し余裕がある「準緊急帝王切開」だったためか、手術室には夫も後から入ることができました。

ただ、一つ不安なことがありました。麻酔です。不妊治療で最初に体外受精のために採卵をしたときから、私は体質的に麻酔に弱いと分かっていたので、帝王切開と聞いたとき、「手術のときには麻酔科の先生に必ずいてほしい」と伝えていました。そして、それを考慮して麻酔科医が2～3人いる日を手術日とする予定でした。

ところが、急きょ手術することになったため、この日は麻酔科医が1人し

かいなかったのです。そして麻酔が始まると、やはりろれつが回らなくなってきました。私の血圧も下がってきたので怖くなりましたが、しばらくすると落ち着いて、脈も安定してきたので、ホッとしました。

その後、夫が手術室に呼ばれました。そばにいてくれたのはとても心強かったのですが、一つ問題がありました。「実況だけはしないでね」と伝えて、「分かった」と言ったのに、やはり手術の様子を実況しちゃうんですよね(笑)。

私が帝王切開することになった原因の「前置胎盤」は、胎盤が剥がれるときに大出血する可能性があります。それで亡くなる人もいるほどなので、輸血が準備されていました。私の体にはそのときのためのものも含めてたくさんの管が付けられていて、夫からは出血していく様子もよく見えていたようでした。

それを夫は逐一実況するんです（苦笑）。「出血してるのが見えるよ」「やめてよ」「あ、出てきた！」「やめてって」。そんなやり取りを交わしているうちに、なんとか輸血しないで済むくらいの出血量で手術が終わりました。

長女のときは、生まれてもなかなか泣かず、ちょっと心配しましたが、次女は生まれてすぐ、元気に泣いてくれました。でも、先生や看護師さんたちがバタバタと動いている音が聞こえてきたので、何かあったのかと思っていると、「2670グラム！」「おめでとうございます！」という声と拍手が聞こえてきました。

2500グラム以下だと、低体重児ということで、私と同じ病室に入ることができません。予定日よりも1カ月ほど早い出産だったので、先生たちはそれを気にかけていてくれたのです。

入院する前の検診で、大型食品スーパーの周りを散歩していると伝えると、それは良くないと言われていましたが、準緊急帝王切開をしなくてはならない状態になって、先生の言っていたことは正しかったと思いました。あんなところでもし出血していたら、私も赤ちゃんも、どうなっていたか分かりません。先生は、私たちのことを本当に考えてくれていたんだな。先生の言葉に従って入院して、本当によかった。そう思いました。

もっと広く知ってほしい、産むことの重み

次女の出産を経験して、長女のときは何も考えずに自然分娩で産んだけれど、「自然分娩で産めるのは当たり前のことじゃないんだな」と思いました。「帝王切開でのお産はお産じゃない」という言葉も聞いたことがあります

が、妊娠して出産して、母子ともに健康であること。それだけでも奇跡なんじゃないかと思うんです。

帝王切開で次女を産んだ後は、手術の痕が痛くて、点滴のスタンドにすがって歩いていました。退院後に次女を抱っこしていると、切った部分に当たって痛かったこともありました。それでも、育児や家事は待ってくれません。私の実母も帝王切開を経験していて、「天気が悪いと手術痕がうずく」とたまに言っていたことを思い出しました。

そういうお産の色々なことを、当事者として経験していない男性にも、もっと知ってほしいなと思います。お産は病気じゃないと言われるけれど、やはり女性にとっては命がけです。様々なリスクを引き受けたうえで、自分の体を使って新しい命を生み出している。

これだけ女性が社会に出て働くようになった時代だからこそ、そのことを理解してもらいたいと思います。

産むことの大変さ、産むことの痛み。そして育てることの責任の大きさ。そのことを周囲の人たちや社会が知り、理解しなければ、赤ちゃんを産もうとする女性は増えないでしょう。

だから、周りや社会が変わっていかなくちゃいけない。今までお産をした女性だけしか知らなかったことは、現代は周りや社会も知るべき時代になったんじゃないでしょうか。長女、次女のお産を通して、そんなことを考えるようになりました。

2人の娘の子育ては、私も成長する「育自」

次女が生まれて、またしても私の生活は一変しました。長女と夫との3人だったときは、長女や夫のお世話をしても、まだ自分の時間がありました。時間の調整をして、発散することもできていたので、あわただしくも楽しい毎日でした。

ところが、次女が生まれてみると、長女と次女の2人の世話を同時にしなくてはなりません。何をするのにも、倍どころかそのまた倍の時間がかかってしまうため、自分の時間は全くなくなってしまいました。自分の時間と言えるのは睡眠だけという状態で、やりたいことがどんどん次の日に繰り越されて、溜まっていきました。

次女のおむつを替えたと思ったら、長女をトイレに連れていってと、1日に何度手を洗ったか分かりません。あまりにアタフタしていて、「あれ？私、手を洗ったっけ？」と洗ったかどうかも分からなくなることもたくさんありました。

それだけでなく、長女と次女の2人から要求があると、同時には応えてあげられないことに、「自分が子どもにしてあげられることは、こんなに少ないのか……」とちょっとショックを受けました。

長女は抱っこが大好きな子だったのですが、次女の妊娠中に前置胎盤でおなかが張るようになったため、抱っこができなくなりました。次女が生まれてからもやはり次女が優先になり、次女も成長につれて「ママー、抱っこー」と言ってくるようになったので、どうしても長女に我慢をさせる場面が増えてしまいました。

そのことがとても気になって、あるとき自分の姉に相談しました。「子どもが欲しくて欲しくて、やっと生まれてきてくれた長女なのに、いつも我慢させてしまって、自分がすごくイヤになる」と。

そうしたら、姉はこう言ったのです。「私もそうだったよ。でも、それは長女として生まれた子の宿命。大丈夫、子どもはちゃんとそれを引き受けて育つから」「長女と次女には役割分担があるの。妹には妹の苦労がある。それが宿命なんだよ。あなたもそうだったでしょ」と。

それを聞いて、私は「そうか」と素直に納得しました。こんなことでウジウジ悩んでいないで、もっと大きな視点から子どもたちのことを考えてあげられるようにならなくちゃと、気持ちを新たにしました。

こういう一つひとつの積み重ねを、きっと「育自」というのでしょう。こうやってお母さんになるんだなぁ。「女性が子どもを産んで強くなるってこういうことか」と改めて分かった気がしました。

長女が5歳、次女が3歳になった今は、うまく子どもたちをのせることができるようになりました。

お着替えのときなどに、次女に「できるかな？　まだ脱げないかな」などと声をかけると、次女は「できるよ」と答えます。そこで、「じゃあ、お姉ちゃんと競争ね！　お姉ちゃん、やってあげようか？」と言うと、長女も負けじと「できるよ！」と答えるんです。そうやって、できるだけ2人に自分のことをさせるようにしています。

長女と次女、2人の成長を感じられる幸せ

子どもたちには、事あるごとに「生まれてきてくれてありがとう」と伝えるようにしています。生まれてきてくれてすごくうれしかったこと、今ここにいてくれてうれしいということを、きちんと言葉で伝えたいんです。最近では、私が「生まれてきてくれて」と言うと、子どもたちに「ありがとう、でしょ！」と言われます（笑）。

2人が私の気持ちをどのくらい理解しているかは分かりません。でも、どれだけ叱っても、「ママと一緒に寝るー」「ママと一緒がいい」と言ってくれると、少しは伝わっているのかなと、うれしく思います。

長女が生まれてから家の中が光に包まれたように感じていましたが、次

女が生まれて、長女と次女がキャッキャと笑いながら遊んでいるのを見ていると、また違った意味で本当に良かったなという思いがこみ上げてきます。

次女は長女がいないとそんなふうに笑えないし、長女は次女がいないとその良さが出せない。2人が自然にお互いを思い合える存在になっているんだなぁと感じるのです。

そのことを強く感じた出来事がありました。2人は別々の日に同じ習い事をしていて、私がいつも送り迎えをしています。最初のほうは1人で教室に入っても大丈夫だった次女が、「ママと一緒じゃないとイヤだー！」と大泣きするようになりました。

その日はちょうど長女の幼稚園がお休みだったので、私と長女の2人で送っていったのですが、やはり入口で大泣き。それまでは時々私も次女に付き添っていたのですが、その日は付き添わないと決めていました。

そうしたら、長女が「私が行っちゃダメなの？」と言うのです。教室の先生も、「一緒に来てくれるの？　お姉ちゃんが大丈夫なら、一緒に入ってもらおうね」と言ってくれ、2人で教室に入っていきました。

後で先生に伺うと、やはり次女は、「ママがいいー！」とグズグズしていたそうです。そうすると、長女が「大丈夫だよ。お姉ちゃんがいるからね」となだめたり、「すごいね。よくできたね」と次女を抱きしめて、作っている物を褒めたりしていたらしいのです。

後で長女に尋ねると、「だってね、あんなに泣いてるのに、先生は誰も抱っこしてくれないんだよ。かわいそうでしょ？」と。

次女が寂しそうだと思い、横にいて守ってあげようとする長女。ママがいないとダメな次女が、長女がそばにいることで安心してやるべきことに取り組めたこと。親がいないところでそういうことができるようになった2

人に、大きな成長を感じました。

ああ、2人は生まれるべくして生まれてきてくれたんだなぁ。この2人のママになれて、私はこの上ない幸せ者だなぁ。しみじみとそんなことを思った出来事でした。

不妊治療に踏み出す女性の思いをもっと知ってほしい

ここまで、私が経験した不妊治療のことや家庭のこと、子どものことなどを記してきましたが、本来はプライベートのことであり、積極的にお話ししたいとは思っていませんでした。同情してほしいとか、そういう気持ちもありません。

でも、同じような境遇で、パートナーに分かってもらえない人やなかなか授からなくてつらい思いをしている人がたくさんいることを知って、「もしかしたら私の経験が、誰かの役に立つかもしれない」、そんなふうに思ったのです。

今は2人の子どもの母になることができましたが、記してきたように、ここまでの道は決して順風満帆とは言えないものでした。不妊治療を続けてやっと授かり、自然分娩をした長女。自然妊娠したけれど、妊娠中には命の危険もあるトラブルがあって帝王切開で生まれた次女。そのどちらも、私にとっては大きな経験でした。

その中で感じた色々なこと——悩んだり、迷ったりしたこと。誰にも話せなくて、でも誰かに分かってほしいと思ったこと。イライラしたり、焦ったりしたこと。

私が経験したそういうことが、同じような思いをしている誰かに伝わって、少しでもその人の悩みや苦しみを和らげることにつながったらいいな。そう願って、自分のことを伝える決心をしました。

そして、不妊治療や出産にまつわる様々なことについて、もっとたくさんの人に知ってほしいとも思うようになりました。

不妊治療をするために女性が踏み出す一歩は、とても大きなものです。体の負担はもちろん、共働きが普通になった世の中で、病院に通ったりする時間をつくることが、どれほど大変か。上司や同僚へ報告することが、どんなにハードルの高いことか。そういうことが、あまり理解してもらえていないように感じます。

女性は男性と比べて、思ったことをすぐに言葉に出すというより、色々考えて、あらゆることを背負う覚悟をして、ようやく人に話す人が多いように思います。だから、もし、パートナーに「不妊治療をしたい」と伝えたとしたら、それはとても重大なことなのです。

でも、その真剣さ、重大さがなかなか伝わりにくい。そういうとき、私は不妊治療クリニックの先生から伝えてもらうことをお勧めしています。男性は、第三者から言われたほうが受け入れやすいように思うからです。

女性からしたら、「どうして分かってくれないの？」と思うけれど、そこでケンカをしてしまったら、元も子もありません。もともとは2人がお互いのことを好きで結婚して、だから相手との赤ちゃんが欲しいはずなのに、ケンカをして「じゃあ、もう赤ちゃんなんていらないよ！」という言葉を聞くことになったら、望んだこととは全く違ってしまいます。

だから、そういうときは「〝一度、一緒に病院に行こう〟と誘ってみてください」と言っています。あらかじめ、先生にもなぜ不妊治療が必要なのか、話してほしいとお願いしておいてもいいかもしれません。どんな治療方法があって、どういうふうに治療を進めていくのか。パートナーに専門家の話をしっかり聞いてもらうことが必要だと思うのです。

そして、何より、パートナーである男性には、一緒に病院に行ってほしいと思います。パートナーの女性が「一緒に病院に行こう」と言ったのなら、それは熟考したうえでの言葉なのですから。

現在、私はこんなふうに不妊治療について広く知っていただいたり、不妊治療をされている方に向けて自分の経験をお話ししたりといった活動を行っています。

不定期ではありますが、不妊治療をしている方のためのお茶会も少人数制で開いています。20代の方や30代の方、治療の段階のステップアップを考えている方など、そのつど対象の方を絞って、ブログで随時募集しています。

そこでは、少人数なので参加者の方がお互いに話すことができますし、私がアドバイスさせていただけることがあればお伝えもしています。少しでも気持ちを軽くして、前向きになって帰っていただけるような、そんな会を目指しています。

これからも、私にできることがあるなら、発信していきたい。私の経験のどこか一つでも、誰かのヒントになればうれしいなと思っています。

Column 不妊治療Q&A④　〜37歳で不妊治療を始めたAさんに聞く〜

Q
不妊治療を
したいけれど、
働きながら通院するのは
大変ですか？

A
大変では
ありますが、
仕事は辞めないで。

　働きながら不妊治療をする場合、検査や排卵を促すための注射のほか、着床してからも卵を育てるための注射を受けに頻繁に通院する必要が出てきます（クリニックの治療方針等にもよりますが、自己注射などを行い、頻繁に通う必要はないこともあります）。体への負担もありますし、本格的に取り組もうとすればするほど、仕事との両立に悩むようになるでしょう。

　でも、仕事を辞めてしまったら、今度は不妊治療にかかる費用を捻出することが難しくなります。「じゃあ、どうすればいいの？」というジレンマに陥ってしまうわけですが、残念ながら、これが今の日本で不妊治療をしようと思ったときにぶつかる現実です。

　とはいえ、先立つものがなければ治療ができず、子どもを授かるチャンスもなくなってしまうわけですから、やはり仕事は辞めないほうがいいと思います。ではどうすればいいのか。私は会社に相談するのがいいと思います。「会社には言いにくい」と内緒で通院しているという話も多く聞きますが、言わないだけで実は不妊治療をしている人はたくさんいます。

　私の友人には交渉して部署を変えてもらった人もいるので、話せば理解が得られることもあるはずです。仕事の内容が変わることでやりがいがなくなるなどの不満も出てくるかもしれませんが、子どもを授かったらまた仕事とは別の世界が広がる面もあります。本当は、社会全体にもっと不妊治療が知られるようになって、不妊休業制度ができ、堂々と休めるようになるといいなと思うのですが、そのためにも、声を上げていくことが大切だと思います。

Chapter 5

矢沢心と魔裟斗

夫婦で振り返る不妊治療と、これからのこと

日経ＤＵＡＬの羽生祥子編集長が聞き手となった、夫婦対談。
日経ＤＵＡＬで掲載した連載後に行われた。

子どもを授かるということは、とてもありがたいこと

日経DUAL編集長　羽生祥子（以下、――）　**まず、ここまで連載を終えて、今どんなご感想をお持ちですか？**

矢沢心さん（以下、敬称略）　そうですね。普段あまり言葉にしないことを文字にしたことで、心で思っていたことがこんなにあったんだなと感じました。そして、やっぱり不妊治療の戦いは苦しかったなとも思いましたね。

魔裟斗さん（以下、敬称略）　僕は2度目の転院後、一度着床したのに流産したとき、諦めようと思ったんです。僕の中では、もういいかと感じたのですが、あそこで諦めなくて本当によかったなと、改めて思いました。もしそうしていたら、2人の娘は今いなかった。あのとき諦めなかった子どもがもう5歳になって、そのおか

げで、僕は幼稚園の運動会にも参加できました。本当に、心が諦めないでくれたことに感謝です。

――今回は、夫婦お二人で交互に不妊治療の経験について語るという形式でした。お互いのパートをお読みになって、いかがでしたか？

矢沢　私たち夫婦は、幸いなことに子どもを授かることができました。そのことは、決して当たり前のことではなく、とてもありがたいことなんだと改めて思いました。私には「私たちの子どもを絶対に産むんだ」という決意があったんですが、やっぱり早い段階で不妊治療に踏み切った判断や、夫が私の好きなようにさせてくれたことは正しかったんだなと。途中からは夫も病院に付き添ってくれたり、検査にも協力してくれたりして、やっぱり子どもって、夫婦のどちらか1人だけじゃ授かれない。夫婦で寄り添い合った、その結果というか、証が子どもなんだなと、強く感じました。

魔裟斗　もちろん当事者なので、心が語っていることはすべて知っているんですが、改めて文章として読むと、あの頃は本当に大変だったけど、今となっては懐かしい思い出だなとも思いました。ただ、僕は基本的にポジティブなんで、もし結果的に子どもができなかったとしても、「あそこであああいう努力をしたから、今の自分がある」と考えていると思います。すべての経験が、今の自分につながっていると感じているので。

矢沢　治療をしている間も、「もし子ど

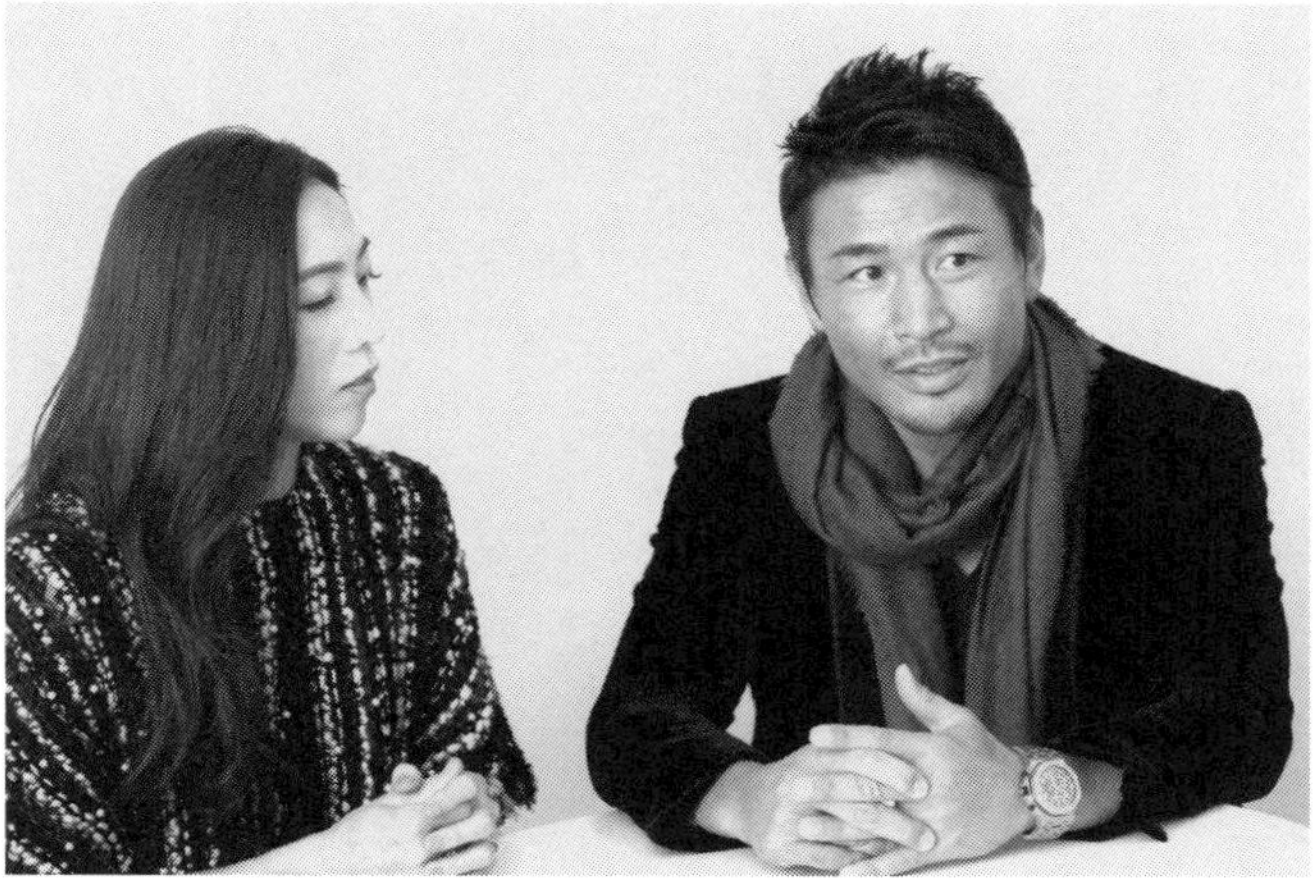

もができなくても、それはそれでいいよね」「子どもにかけるぶんのお金で旅行に行ったり、自分たちの楽しみにかけられるから、楽しいんじゃない？」ということは話していました。私は「絶対に子どもを授かる」という強い気持ちを持っていたんですが、一方で夫がそんなふうに言ってくれるのはありがたかったです。どこかに抜け道がないと精神的に参ってしまうし、こだわり過ぎるのも良くないとも思っていたので。

――お二人ともポジティブですね。

矢沢　私は、本当はネガティブなんです（笑）。でも、夫のポジティブに負けないように、私もポジティブになろうと思いました。流産の経験など、不妊治療中に期待し過ぎてつらかったこともあって、考え方を変えないと苦しいなと思って。

魔裟斗　僕がポジティブなのは、やっぱり格闘家としての経験が大きいのかもしれません。負けることなんて考えていたら、戦えないですしね。ネガティブになっても何もいいことはない。もちろん、たまには落ち込むこともありますけど。

——そういうときはどうするんですか？

魔裟斗　僕の場合、ネガティブになるのは大体疲れているときなんです。体の状態に精神が引っ張られるというんでしょうか。だから、そういうときは寝るのが一番の解決方法ですね。次の日、元気になって考えると、「なんだ、悩む必要もないことじゃん」となります（笑）。

矢沢　そうそう、本当にそんな感じです。

話すことに葛藤はあったけれど、伝えるべき使命がある

――不妊治療というのは、すごくプライベートな話ですよね。あまり軽々しく他人に話すようなことではありません。ましてやお二人は有名人で、色々な人から見られているわけですが、なぜこのテーマを語ろうと思われたのでしょうか。

魔裟斗　これは、心の使命だったんだと思っています。人前に出る仕事だからこそ多くの人に知ってもらえるわけだし、同じことをできる人はそんなにいないはず。僕たちのケースは、たまたま（2度目の転院をしたクリニックの）院長に巡り会ったということも含めて、色々なことがラッキーだった。だからこそ、今こうして不妊治療の経験を語ることができる。心にはそれができるわけだから、であればやるべきじゃないですか。

――男性である魔裟斗さんが発信することも、同じくらい意味のあることだと思います。男性の意識が変わらないと、不妊治療はなかなかうまくいきません。女性

だけの意識を変えればいいということではないですよね。

魔裟斗　そうですね。僕にとっては、院長が「僕がなんとかしてあげる」と言ってくれたこと、その約束を守ってくれたことに対する恩返しでもありますね。

矢沢　最初は、大きな病院で、先生が言いたいことを言ったら終わってしまうというような、冷たいイメージを持っていたんですけど、いざ治療を始めてみたら、そんなことは全然なくて。気になることは、聞けばちゃんと話を聞いてくれましたし、看護師さんを通して分かるまで教えるようケアしてくれました。クリニックには、そういう話をするための部屋もあるんですよ。

──素晴らしいお医者様だったんですね。

矢沢　とにかく、「君をお母さんにさせてあげたい」という気持ちがすごく強い方でした。手術のときも「痛くないよ」と言っておなかを触ってくれたんですけど、その手がとても温かくて。そこから院長の人間としての温かみが伝わってくるような気がしました。

魔裟斗　院長はもう亡くなられてしまったんですが、心が通院している当時ももうご病気でした。そんな体調でも、心が通院するときだけは病院に来てくれたんです。「なんとかしてあげるから」という約束を果たさなきゃという一心だったみたいです。

矢沢　夫は院長への恩返しで経験したことを話していると言っていますが、私だけが話していてもすべての人に理解してもらえるわけではありません。夫だからこそ伝えられることもあると思いますし、やっぱり夫にとっても、この経験を話すことは使命なんじゃないかと思っています。

――不妊治療について、世の男性にも理解してもらいたい。そのためには、男性に

対して影響力と発信力がある魔裟斗さんからの言葉も大切ですね。

矢沢　今でも、正直に言えばプライベートについて赤裸々に話すことは気が進まないですし、できれば言いたくないこと、知られたくないことだと思っています。不妊に関しては私の体に原因があったので、なんの問題もない夫のことまで公にする必要はなかったのではと思うこともあります。でも、今までお話ししたことは、私がそういう体だからこそ経験したことで、夫はその私と結婚したからこそ不妊治療を経験した。そして子どもを授かった今、夫にもその経験を伝えてもらいたい。それが、私たちにできることで、やるべきことなんだろうと思っています。

不妊治療の経験者は、思っている以上にたくさんいる

――この連載を始めて、何か周りの方からの反応や変化はありましたか？

矢沢 すごく身近な友人からも、「こんなに大変な不妊治療をしていたなんて、初めて知った！」と言われました。それに、子どもたちを連れて公園に行くと、全然知らないお母さんたちから、「実は私も不妊治療をして授かったんです」なんて声をかけられるようにもなりました。たくさん人が来るような公園じゃないのに、その中に不妊治療を経験したお母さんがこんなにいるのなら、日本全国ではすごい数になるんだろうなと実感しましたね。

魔裟斗 うちの娘が2人とも、すごく元気なんですよ。風邪もひかなくて、体も丈夫。だから、不妊治療をして授かった子どもも普通の子どもと全く変わらないよって、堂々と言えますね。

矢沢 昔だったら、不妊治療で授かった子どもは体が弱いんじゃないかという不安もあったかもしれないですけど、やっぱりそんなふうには思ってほしくなかった。人一倍元気に育ってくれて、良かったなと思います。

――働いている女性からは、どこまで本気でそう思っているのか分かりませんが、「会社で昇進してから」とか「住宅ローンの負担が大きくて考えられない」などという話も聞きますね。

魔裟斗　逆に昇進したら、責任が大きくなって、子どもどころじゃなくなっちゃいそうですけどね。

矢沢　職場での立場など、そこまで視野に入るような能力がある人は、子どもを産んでからでも他のことができるような気がします。未来の仕事については、子育ての目途がついてからでも遅くないと思うんです。本当に子どもが欲しいと思っているなら、仕事やお金の問題などと天秤にかけるより、あとあとのことを考えて早く行動するのも悪くないと思います。

――不妊治療をもっと受けやすくするために、周りの人の意識や社会の制度などに対して、こうなってほしいという思いはありますか？

矢沢 不妊治療はなんといってもお金がかかります。自治体から助成金を受けることもできますが、年齢制限や回数制限があります。もちろん、助成金の財源は税金ですし、そのお金をどこまで使っていいのかという問題もありますが、お金のことで子どもを諦めざるを得ない人がいるのもリアルな現状です。

魔裟斗 不妊治療は、お金と時間（年齢）という大きな制限があります。現状、実際にお金の問題で治療を続けられなくなっている方々がいるので、それは本当に考えるべきことだと思います。

矢沢 これは不妊治療だけの話ではなくて、その先の待機児童の問題にも関わっていくんじゃないかなと思っています。

――保育園が足りないという問題も、最初に声が上がり始めた頃は、個人の問題だと思われていました。それがようやく公的な問題として認められるようになった。不妊治療も今はまだ非常に個人的なことだと思われていますけれど、出産と育児という、同じ分野にある問題ですよね。

魔裟斗　人口減少で大変だ、1億人をキープしなきゃいけないと言っているなら、その問題の根底にある「出産」、そして「不妊治療」に取り組まないでどうするんだ、って話ですよ。

矢沢　不妊治療は女性の周期に合わせて何度も通院しなければなりません。まだまだ不妊治療というものが理解されていない世の中で、働きながらの通院は精神的にもかなりつらいものがあります。周りにこれ以上迷惑をかけられないという思いから、自ら退職する女性も多いです。治療にはとにかくお金がかかるから働かなければならないのに、辞めないと通院しづらい。矛盾していますよね。社会や職場で皆さんが不妊治療についての理解を深めていただき、授かりたい女性が授かりやすくなるような、配慮ある社会になるといいなと思います。

――若い女性たちの意識についてはどう思われますか？

矢沢　私みたいに、「若いからまだ大丈夫」と言われて、「そうか」と安心している人って、たくさんいると思うんです。でも、パートナーがいて、いずれ子どもが欲しいと考えているのなら、とりあえず一度病院に行ってほしい。そして、自分の体がどんな状態かを知ってほしいんです。もしパートナーがいなかったり、今は子どもは欲しくないと考えていても、自分の将来を考えれば、一度検査してみてもいいと思います。自分の体を把握することは、どんな人にとっても必要なことのはずですから。

女優業は生半可な気持ちではできない

——今回の連載では触れませんでしたが、お二人は現在、主にどんな活動をしていらっしゃるか、聞かせてください。

魔裟斗　僕の仕事は、メインは体を鍛えることですね（笑）。でもこれは冗談ではなくて、そこから枝葉が伸びていくというか、色々な仕事につながっています。こういったメディアに出ることもそうですし、格闘技関連やその他のこと、色々です。

——今でも現役時代と比べて、体脂肪率は変わっていないそうですね！

魔裟斗　いや、現役時代よりさらに絞れた、キレた体になってますよ。若い頃よりトレーニングについての知識も増え、食事もより考えて生活していますから。でも、今の自分があるのは20代のときに獲ったK-1チャンピオンという実績があってこそ。だから今でも体を鍛えてそのイメージを損なわないことが、僕の仕事でもあるんです。

――矢沢さんは昨年、医療ドラマにも出演されていましたね。女優業はどれくらいやっていらっしゃるのでしょうか？

矢沢　女優業は生半可な気持ちでできるものではないので、今は怖くてなかなかできないですね。育児をしていると、スケジュール的にご迷惑をおかけしてしまうのではという気持ちがあって。そのときは、そういった部分にご配慮いただいたので、なんとか受けられたという感じです。今年は次女も幼稚園に入園するので、少しずつ私の時間ができるようになれば、徐々に再開できるかなと思っています。

妊活を始める前、最後に自分でも納得がいく仕事ができたんです。実は昨年のドラマは、そのときの監督からお声がけいただいたので、「監督のおかげで、納得して妊活に入ることができました」とお礼を言うことができました。

――納得したからこそ、妊活に打ち込めたということですね。

矢沢 そうですね。だからこそ、仕事に未練を残すこともなく、次は出産して、子どもにある程度手がかからなくなったら再開したいと自然に思えました。ただ、私たちの仕事は声をかけていただかなければ成り立たないので、これからも自分を磨いていきたいと思います。

魔裟斗 それに、今、心が本格的に女優業をやっていたら、夫婦がうまくいかなくなっちゃいますね。毎日1人で子どもを見ていたら、僕のストレスが爆発しちゃう。

矢沢 きっと「仕事なんて辞めちまえー！」ってなるよね（苦笑）。あとは、不妊治療について、私に伝えられることはこれからも積極的に伝えていきたいと思っています。

不妊治療に悩む女性たちとお茶会を開催

——矢沢さんは、不妊治療をされている方を対象にした「お茶会」も開いていらっしゃいますね。

矢沢　はい。お茶会は2カ月に一度のペースで、これまでに5回ほど開いています（2018年2月時点）。最初は20代や30代など年齢を限定しただけで、特にテーマを決めたりはしませんでした。でも、回を重ねていくうちに、同じ悩みを持っている人同士のほうがお互い話しやすいのかもしれないと思い、今は「妊活のステップアップを考えている方」「体外受精・顕微授精をされている方」など、テーマを限定して参加者を募るようになりました。一人ひとりが自分のことをきちんとお話しできて、私もそれぞれの方にお答えできるように、ご参加いただく方も少人数にしました。

――どうしてお茶会なのでしょうか？

矢沢　もちろん講演会などもお引き受けしていますが、それよりも一人ひとりの顔が見える少人数の場で、自分の口から思いを伝えたり、お話を聞いたりしたいという思いがありました。私自身が不妊治療をしていたときに求めていたことでもあるのですが、人にはなかなか言えないことを吐き出してスッキリしてもらう、そういう場にできたらと考えています。

――矢沢さんは、カウンセラーのようですね。

魔裟斗 いつもお茶会に参加する人たちには「前向きな気持ちになって帰ってほしい」と言ってるよね。

矢沢 20代女性でも、卵巣嚢腫で片方の卵巣を摘出したというような大変な思いをされた人もいて、そういう人たちは周りの20代と自分を比べて、引け目を感じています。「こんな私でいいのか」とか「夫は自分と別れて、他の女性と結婚して子どもを作ったほうが幸せなんじゃないか」とか。不妊治療をしていた当時の私が思っていたことと、同じ思いを抱いているんです。私はただ話を聞いてあげることしかできませんが、そういう気持ちを吐き出してもらって、少しでも元気に、前向きになって帰ってもらえたらと思って続けています。

――そういう話は、女性同士でしか話せないですよね。

矢沢　女性同士というより、不妊治療を経験した者同士というのが大きいですね。同じ経験をしていない人には、心の奥底にある思いまでは話せないんです。言いづらいし、また無理に分かってもらおうとも思わないというか。自分はこうしたいという気持ちは固まっているのに、あと一歩が踏み出せない。誰かに一押ししてほしいけれど、周りにそういう人がいないと感じている。そうこうしているうちに、また今月も生理が来て、タイミングを逸してしまう。そういう現状に嫌気が差している人たちがたくさんいるんです。

魔裟斗　精神的に追いつめられるということだね。

矢沢　でも、本当に見なくちゃいけないのはそういうマイナスの気持ちじゃなくて、自分の体のことや、パートナーとの関係性だと思うんです。お茶会では、そういうこともお話ししています。

ステップアップしていくほどにかかるお金も増えていく

――不妊治療においては、夫婦の仲やコミュニケーションが大切です。

矢沢 お茶会では、夫婦のコミュニケーションは取れていて、2人の子どもが欲しいと心から願っている人が応募してくれているという印象です。

――不妊治療をするうえで、妻が夫に望むことはなんでしょうか?

矢沢 やっぱりお金は大事です。

――お金ですか。そんなにかかるのでしょうか?

矢沢　うーん、もちろん不妊治療の段階によって違いますが、そう思って治療に臨んだほうがいいですよね。ステップアップしていけば、それだけお金も追加でかかってきますから。自治体の助成金も回数制限がありますし、そもそもすべて補助してくれるわけでもない。現実的にお金がないと、体外受精や顕微授精ができなくて、いつまでも先に進めないということにもなってしまいます。

そして女性は、不妊治療中は様々な制約があって、仕事と並行して進めるには多くの障害があります。できるなら仕事を休んで妊活に専念するのがベストではありますが、そこまでしなくとも、パートナーがしっかり働いて生活費と治療費を確保してくれるというのは、いざというときの安心感につながると思います。

魔裟斗　僕はあえて、どれくらい治療費がかかっているのかは聞かないようにしていました(苦笑)。そのうえで、「心が好きなように、後悔しないようにやってほしい」というのが基本スタンスでしたね。

矢沢　私は、何にいくらかかったかを書き出して、相場より高過ぎないかどうかなどチェックしていました。一応、夫にもちょこちょこ話していたと思うのですが、多分聞いてなかったですね（苦笑）。でも費用がかかるとはいえ、何にどれだけお金をかけるのかという問題だとも思います。

――優先順位の問題ということですか？

矢沢　例えば、毎年旅行に行っていた夫婦ならその旅行をやめて、そのぶんを治療にあてる方法もある。今は子どもが欲しいということが第一優先なら、家計の中からどうやって捻出するかが大事。そこは夫婦の間でよく話し合ってほしい。

あとは、病院によって成功したら成功報酬という形で料金がかかるというところと、毎回診察を受けたり、採卵したりしたら必ず料金がかかるというところがあるので、費用についてはきちんと調べたほうがいいですね。

――金銭面以外で、夫にできることは他に何があるでしょうか？

矢沢　寄り添ってほしいですね。話を聞いてほしいと思ったときには隣にいてほしいし、こっちから求めるタイミングでちゃんとキャッチしてほしい。夫はそういうところはキャッチしてくれていました。グイグイ来られるとちょっと息苦しいし、一方で不妊治療について無関心だと義務になってしまうので、そのバランスが難しいかもしれませんが。

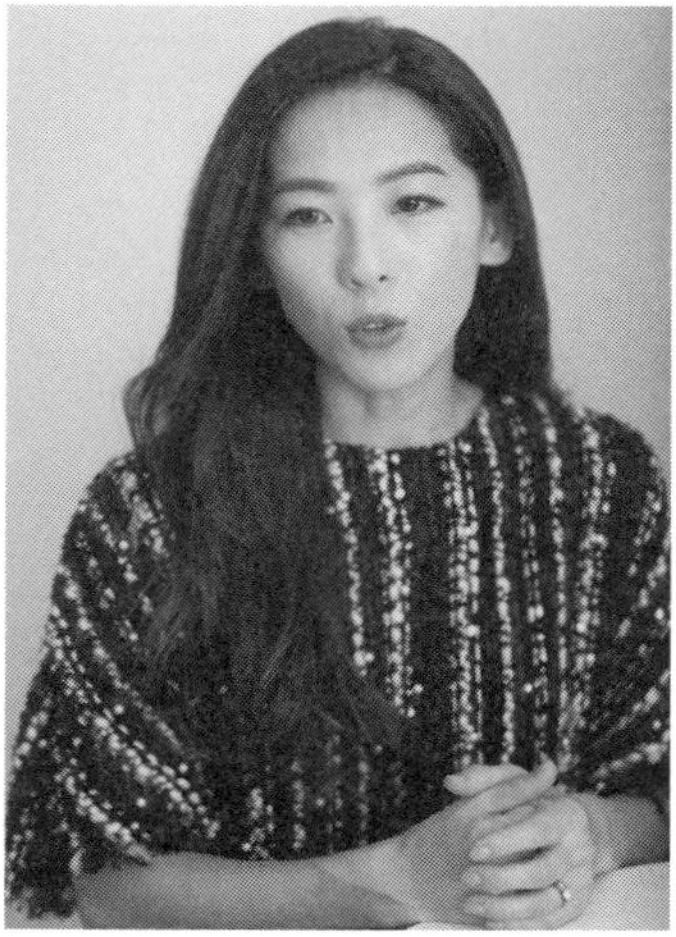

――繊細な気持ちをキャッチしてもらえないと、妻側は苦労するかもしれませんね。

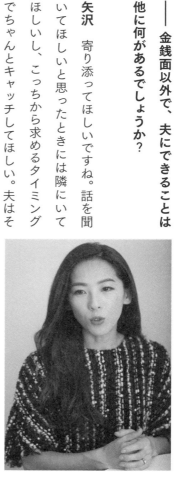

矢沢　あとは、最初に病院まで一緒に来てもらうことは大事だと思います。その病院に自分の奥さんと未来の子どものことを託すことになるわけですから。パートナーが一緒に病院に来てくれないという話もよく聞きますが、子どもは奥さんだけの子どもではなくご主人の子どもでもあります。それに、不妊は女性側が問題じゃない場合もありますから。

魔裟斗　別に毎回必ず一緒に行くってわけじゃないんです。最初にちゃんと挨拶して、先生の顔を見て話を聞く。僕の場合は、紹介から入ったので最初から院長のことを知っていたわけですが、知っている人が妻を診てくれているという安心感は全然違いました。

矢沢　奥さんがお世話になるのはどんな病院で、どんな先生が診てくれて、最初にどういうことをするのか。それを夫が知っているかいないかだけでも、ずいぶん違うと思います。

夫には不妊治療のことをすべて分かってもらわなくてもいい

――魔裟斗さんも、不妊治療についてもうかなり詳しいですね。

魔裟斗　うーん、どうだろう？

矢沢　そういう話はあまり聞いていないと思います（笑）。普段も、私が話をしても右の耳から聞いて左の耳から抜けていく感じですね。私の話も長いので、大体聞き流されています。

魔裟斗　まあ、血の色がどうだとかってところまでは、知らなくてもいいのかなと。

矢沢　でも、そのグイグイ入ってこないところが、夫のいいところでもあるんです。「今回の血の色はどうだった？」と聞かれても、こっちも困る（笑）。私もそこを聞いてもらおうとは思っていなくて。そのために漢方の勉強をして、自分で月経のときの血の色をある程度判断できるようにしたんです。「こういう血の色のときは、血の巡りが悪い〝瘀血《おけつ》〟の状態だな」とか。

――全部知っていてほしいという女性もいると思います。だけど、矢沢さんの場合はすべて聞いてもらわなくてもいいということですね。

矢沢 相手に何をしてもらいたいか、ですよね。例えば、病院に一緒に来てもらいたいとします。そのためには何を言って、何を言わなくてもいいのかを考えます。

――さすがですね。夫に言うことと言わないことを、事前に頭の中で整理してから話しているとは。

矢沢 うーん、でも、プロセスは聞いてもらいたいんですよ。最終的にはこうしてほしいということに至るまでを、最初から少しずつ段階を踏んで話していくんですけど、長いので聞いてもらえない。「で、結局何？」って言われちゃう（笑）。

魔裟斗　だって、結論は「病院に一緒に来て検査してほしい」ってことなら、それだけ言ってくれれば行くのに、と思うわけですよ。

矢沢　夫は「結論だけでいいじゃん」という考えで、それも分かるんです。でも、それじゃあ業務連絡みたいになっちゃうのが、私はイヤで。だから、プロセスをカットしないで話したいといつも思っているんです。

浮気する夫は、妻が魅力的じゃないから!?

――そういうとき、魔裟斗さんが明らかに話を聞いていなくてもいいんですか？

矢沢 「あ、これは完全に聞いてないな」と思ったら、やめます。そういうときは聞き流されてもいい話をして、ちゃんと聞いてほしい話は、今日は聞いてくれそうだなというときを見計らって話します。

魔裟斗 いや、しゃべってると思うけどね（笑）。

矢沢 それは、後で「聞いてないよ」と言われたときに、「私はあのときちゃんと話したよ。聞いてなかったかもしれないけど」って言えるように話してるんだよ（笑）。

――不妊治療に限らない、夫婦のコミュニケーションの秘訣ですね。お二人とも考え方の軸はしっかりしていて、お互いに尊重している印象を受けます。

矢沢 結婚するときに、お互い違う環境で育ったんだから、考え方も違って当たり前。大切なのは、相手の考えを認められるか、認められないかだと思ったんですね。そこで私は相手の考えを認めよう、そして最終的には夫の決断に任せようと決めたんです。でも、自分が考えたことも聞き流されないように、ちゃんと主張はしていこうって。

魔裟斗　色々ありますが、最終的には僕が責任を持つ。うちの最終責任者は僕だと思っています。

――矢沢さんが20歳のときから一緒に暮らし始めて、もう15年以上になるお二人です。夫婦がお互いを尊重し合い、いつまでもいい関係であるためには、何が必要だと思いますか？

魔裟斗　古風かもしれませんが、男性は男性らしく、女性は女性らしくいることが大事だと思っているんです。つまり、お互いがお互いにとって、魅力的に感じる異性であり続けるということですね。

——家族でありながらも、お互い異性であることを忘れない、と。

魔裟斗 浮気をする男性を見ると、「奥さんが魅力的じゃないのかな?」と思うんです。きっと奥さんに魅力を感じていれば、他の女性とそういう気持ちにはならないんじゃないでしょうか。だから、お互いに魅力的だと思われ続けるために努力すればいいし、男性だって自分を磨き続けなくちゃいけない。

矢沢 家ではリラックスしていいとは思いますけどね。ただ、外出するときはきちんとした服装をするとか、そういう身だしなみは大事。そして、外見だけじゃなくて、相手が出かけるときは玄関まで見送るとか、そういう気遣いもあったほうがいいのかなと思います。

買い物も、子どもの送り迎えもいつも一緒

――夫婦のコミュニケーションは多いですか？

魔裟斗　特に話そうと意識しているわけではないですが、うちは2人とも毎日会社に行くわけではないので、普通に毎日話しています。娘の幼稚園のお迎えでも、1人で行ってもいいんですけど、自然と「一緒に行こうか」となります。

矢沢　スーパーの買い出しも一緒に行きますし、洋服なんかも一緒に見に行きますね。2人とも家にいるんだから、一緒に行くのが普通というか。子どもを習い事に送っていった後に公園で話したり、お茶したりもします。

――仲が良い…！　どんなことを話すんですか？

矢沢　たあいのないことばかりですね。今日あったこととか、昨日あったこととか。

――まるで付き合い始めたばかりのカップルのようですね。お互いに点数をつけるとしたら、何点ですか？

矢沢　私は何も言うことはないです。100点以上ですね。

魔裟斗　僕も、特にないですよ。まぁ80点かな。

――魔裟斗さんは心さんより辛めの点数ですが（笑）。

矢沢　夫はいつもそうなんです。100点を出しちゃうと、それ以上頑張らないからって（苦笑）。

――ケンカすることはあるんですか？

魔裟斗　しょっちゅうするんじゃないですか？　1日1回くらい。

矢沢　え？　してる？　どんなことで？

魔裟斗　いや、まぁ、忘れちゃうようなことだけど。1日に1回くらいイラッとするっていうか。

――それはケンカじゃないですね（笑）。

矢沢　ケンカじゃなくて、本人が思っているだけですね。それ、私にも届いてないから（笑）。その「イラッ」を受け取っちゃうと、私も反応しちゃうので、受け取らないようにしているのかもしれませんけど。

魔裟斗　夫婦一緒の時間が多くてうらやましいと言われることもありますが、だからこそむっとすることもあるんです。だけど、それはあまり溜めてないですね。

矢沢 うん、そういうストレスはあるね。でも、それはお互い様ですよね。大したことじゃない。生きていく中で、そんなことは誰にでもあること。「どうぞどうぞ」という感じに流して、本当に大切なことに目を向けないと。

魔裟斗 むしろ、全く摩擦がないよりいいと思っています。そういうことがない夫婦も結構いるみたいですが、それは溜めているだけ。いつか爆発して熟年離婚につながったりもするみたいですしね。

矢沢 積もり積もって大変なことになるより、少しずつ吐き出したほうがいいと思いますね。

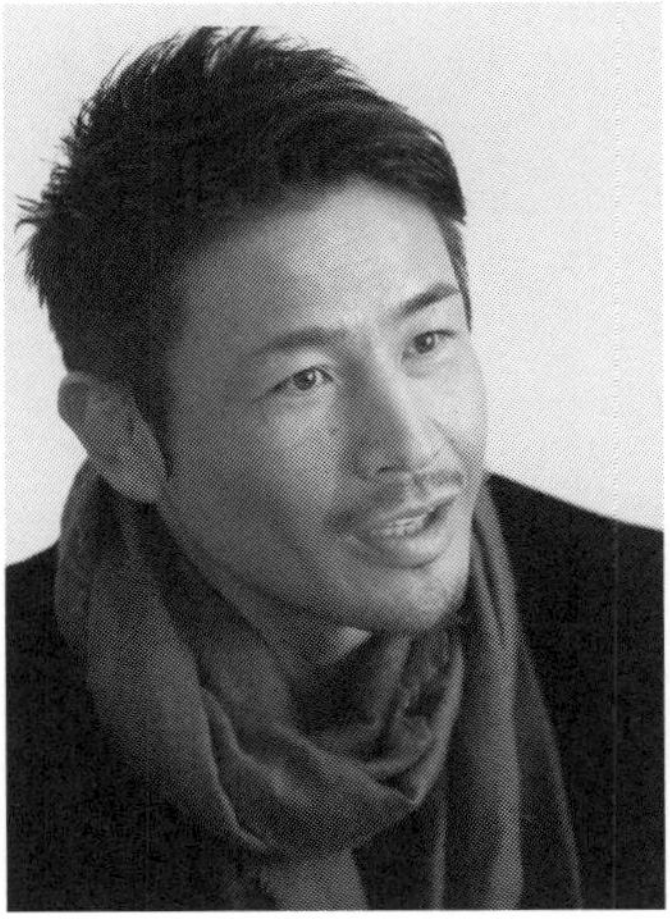

夫婦で寄り添い合って、遠回りはしないでほしい

――最後に、現在、不妊治療をしている方やなかなか授からなくて悩んでいる方にメッセージをお願いします。

魔裟斗　子どもができなくて悩んでいるんだったら、なるべく早い段階で病院に行ってほしいですね。不妊治療は時間との戦いなので、無駄な時間は過ごさないでほしい。男性にとって不妊治療のクリニックは行きにくいと感じるかもしれませんが、行ってみたらみんな同じ境遇の人ばかり。恥ずかしくもなんともないですよ。それは僕が保証します。

子どもができたら、本当にこんなにうれしいこと、楽しいことはないので、勇気を持って行ってみてくださいと言いたいです。

矢沢　結婚前のブライダルチェックでもいいですし、まずは自分の体を知ってほしい。そのうえで、妊娠しにくい体なのであれば、パートナーと一緒に病院に行ってもらいたいと思います。夫婦で寄り添い合って、たまには苦しい思いを吐き出したりしながら、一緒に歩んでほしい。それから、これは夫と同じですが、やっぱり遠回りはしてほしくないと思います。本当に子どもが欲しいなら、悩んでいる暇はありません。少しでも早く病院に行ったり、転院したり、ステップアップしたりといった決断をしないと、悩んでいる間に時間はどんどん過ぎていってしまいますから。

――決断は一日でも早いほうがいいということですね。

矢沢　そうですね。自分たちの体について知ったうえで、もちろん夫婦2人で暮らしていくという選択をしてもいいんです。お金や精神面に余計な負担をかけずに済むので、その決断は早ければ早いほどいいと思います。

最後に、不妊治療はいつ終わるか分からない戦いです。すぐ子どもができるかもしれないけれど、いつまでもできないかもしれない。私たちは4年かかりました。ですので、矛盾した言い方ですが、〝頑張り過ぎずに頑張ってほしい〟。そう思います。

――ありがとうございました。

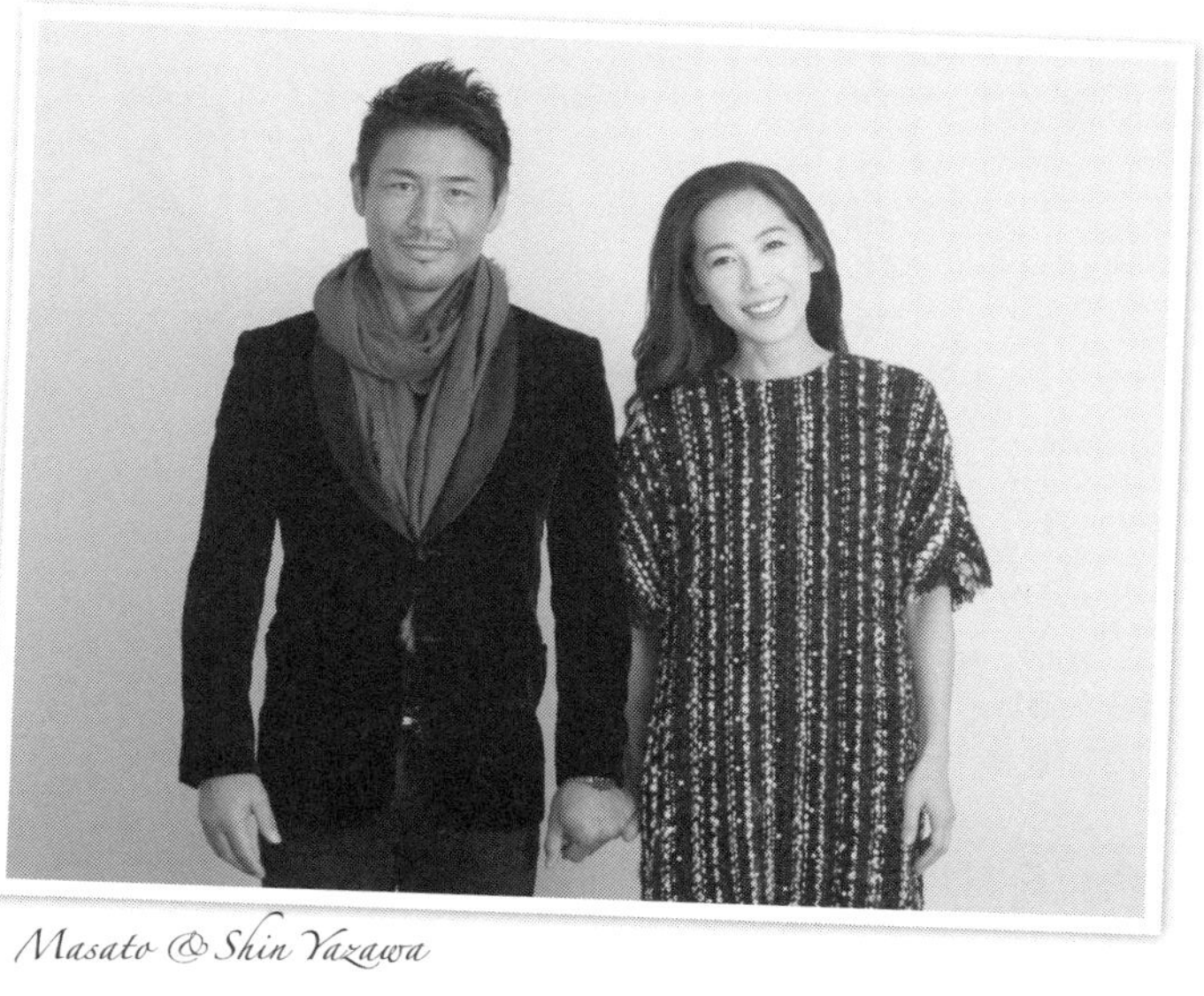

Masato & Shin Yazawa

Column 不妊治療Q&A⑤ 〜37歳で不妊治療を始めたAさんに聞く〜

Q
パートナーが病院に行きたがらないのですが、どうすればいいでしょうか？

A
男性は行きたがらないことを前提にして方法を考えましょう。

　男性にとって、病院へのハードルは女性が思うよりも高いようです。不妊治療クリニックは女性が多くて入りづらいと思い込んでいたり、「もしも自分が原因だと言われたらどうしよう」と恐れる気持ちがあったりすると聞きます。でも、子どもは1人では授かれないですし、2人の子どもなのですから、パートナーには協力してほしいですよね。

　そこで、伝え方をちょっと工夫してみましょう。矢沢さんもおっしゃっていますが、「あなたの子どもが欲しい」というのはキラーワードだと思います。「この人は、自分をこんなに愛してくれているから、子どもが欲しいと言っているんだ」と思わせるのです。

　逆にNGなのは「私にはなんの問題もなかったんだから、あなたが検査に行ってよ」という言葉。男性側に原因があるような言い方は、それを恐れる気持ちがある男性にはかえって逆効果です。

　さらに、不妊治療クリニックは、内装がピンク色だったりして男性が入りづらいと感じる産婦人科とは違い、普通のクリニックと同じような雰囲気だということ、実は女性ばかりではなく男性もたくさん来ているということも伝えて、安心させてあげましょう。

　実際に男性が病院へ行くのも、最初に行う精子検査などのときと採精のときの2回くらいだと思います。ずっと一緒に通院してほしいわけではなく、時間的な負担は少ないのだということも伝えると、ハードルも下がるのではないでしょうか。

監修者　浅田義正（浅田レディースクリニック院長）解説

不妊治療を巡る現状と今後について

日本の不妊治療は、昔から大学で教育が行われ、発展してきたというものではありません。我々の世代（私は現在63歳ですが）だと、大学で不妊治療の〝ふ〟の字も聞いたことがないという産婦人科医がほとんどだと思います。その状況は現在でもあまり変わっておらず、治療体系が現場の医師ごとに異なり、その知識や志向はバラバラです。

矢沢さんと魔裟斗さんの体験談を伺っても、当院であれば違う方法を取るだろうな、という点が随所に見受けられました。

私は、不妊治療はできるだけ早く開始し、短期間で妊娠して、子育てや2人目、3人目の出産など、家族形成のために時間を有効活用してほしいと考えています。その意味では、矢沢さんが20代半ばで不妊治療を開始されたのは、正しい決断だったと思います。

また、本文で「夫のおじいさんは太平洋戦争で亡くなったそうです。でも戦争に行く直前に夫のお父さんが生まれていて、そして夫が生まれました。遺伝子って、そうやってつながっていくんだなぁ。(中略)そう思ったとき、私も夫の遺伝子を残したいと思いました」という記述がありましたが、DNAを引き継ぐというのは生殖の本質です。命のバトンリレーをつなぐことは、(それだけが人生の目的ではありませんが)重要な役割です。不妊治療はその手助けをするものです。

治療方法としては、患者さんの年齢や卵巣予備能(卵巣の中に残っている卵子の目安)に合った、最も効果的な卵巣刺激を行い、きちんと成熟卵を採ることに主眼をおくことが重要です。そうすれば、1回の採卵で2人目、3人目の卵も確保することができます。

卵子は凍結することで老化が止まるので、2人目、3人目の妊娠にも効果的です。そして何より、採卵が1回で済みます。「〝One and Done〟～1回きりの体外受精、一生に1回の採卵で不妊治療を終える～」が私の目指すものです。

実は、矢沢さんのような多嚢胞性卵巣症候群（ＰＣＯＳ）の人には、この治療方法が特に有効です。

ＰＣＯＳの場合、普段は排卵障害があり卵の成長が途中で止まってしまいますが、卵巣刺激をすると卵はたくさん育ちます。

しかし、たくさん卵が育つと卵巣過剰刺激症候群（ＯＨＳＳ）が心配になり、早めに採卵してしまう医師が多かったのです。すると未熟卵ばかりがたくさん採れてしまいます。

そのため、医師の間で〝ＰＣＯＳの患者さんは、卵の質が悪い〟と言われ続けてきました。しかし実は、卵自体は何も悪くありません。

きちんと成熟するのを待って卵を採りさえすれば、良い卵がたくさん採れます。それこそ〝One and Done〟で、1回の採卵で2人目、3人目どころか、それ以上つくれるだけの卵が採れるのです。

逆に、少なく採ろうとしてもうまくいきません。

現在では新しい治療方法があり、この方法を用いればhCGという注射を使わなくても採卵できるため、OHSSはほとんどなくなります。昔はOHSSが割とたくさんありましたが、今はそれを心配する必要はほとんどないのです。

考え方は色々ありますが、「体にやさしい」とか「安価である」という点を重視するあまり、治療成績の上がらない治療を選択される方が多くいらっしゃいます。

がん治療に例えるならば、「副作用が少なく」「安価な」がん治療ばかりが選択され、その結果、死亡率が高くなってしまっているようなものです。

最初に述べた通り、不妊治療は実に様々であり、中には「この治療法は本当に患者さんのためになっているのか？」と疑問に思うものもあります。

また、不妊に悩む方が増えてくると、それをビジネスチャンスと捉え、便乗する人たちも増えてきます。私は、不妊治療は〝医療であり、科学である〟べきだと考えています。科学的根拠のあいまいな治療法や民間療法のようなものに惑わされないための知識が、患者さんの側にも必要になってくると思います。

余談ですが、私は日本の不妊治療の現況について不満を持っています。実は、日本における体外受精の採卵周期当たりの出生率は、世界のどの国よりも低いという悲惨な状況に陥っています。

個別に見れば、日本の不妊治療施設は決して世界的に見てレベルが低いとは思いません。しかし、採卵周期数ばかりが増え、妊娠率が向上してこない状況を見ていると、本当に正しい不妊治療が行われているのか、疑問を感じてしまいます。

本書では、矢沢心さん、魔裟斗さんご夫妻の貴重な体験談が語られています。すべての体外受精がつらくて大変というわけではなく、治療の開始時期や、治療法の選択、クリニックやドクターの選択が、不妊治療の結果にも自分のつらさにも大きく影響するということを、読者の皆様にぜひ知っておいていただきたいと思います。

あとがき

本書『夫婦で歩んだ不妊治療』を最後まで読んでくださいまして、ありがとうございました。

私が「不妊治療」を始めようと決意したのは、もう10年も前のことになります。

当時は「妊活」という言葉もなく、本書でも書いたような不妊治療への〝偏見〟もあり、なかなか使うことがためらわれる言葉でした。

…今でも、使いづらいワードかもしれません。

私たち夫婦は、不妊治療に一縷の望みをかけ、共に歩んできました。

出口の見えないトンネルを、長い間さまよっていました。
今振り返ると、こうして無事子どもを授かることができたのは、奇跡のような道のりだったと感じます。

今も、授からなくて悩んでいる人はたくさんおられると思います。そんな人たちに、不妊治療へ臨むことに抵抗や不安を感じて、足踏みするようなことはしてほしくありません。勇気を持って、前へ一歩、踏み出してほしいのです。

これから不妊治療を始めようか悩んでいる方、今まさに不妊治療を受けている方、またそのパートナーや家族。本書が少しでも、そういった人たちのお役に立てればと、心から願っています。

夫へ

私の変化に気付いてくれて、
ありがとう。

私が私でいられるよう、
私のやり方を尊重してくれたね。
つらいとき、そばにいてほしいときに
寄り添ってくれてありがとう。

娘たちを授けてくれてありがとう。
家族になってくれてありがとう。

娘たちへ

生まれてきてくれてありがとう。

私の幸せは、あなたたちに出会えたこと。
私たち夫婦を見つけてくれてありがとう。
小さな光が命となり、
か弱い心臓をトクトクと震わせて、
あなたたちはこの世に誕生してくれました。

あなたたちの成長と笑顔を見ることが、
この上なくうれしくて、私の胸はいつも温かいの。
小さな赤ちゃんが、素敵な女性に成長してくれることを
楽しみにしているね。

私たちをお父さん、お母さんにしてくれて、
本当にありがとう。

矢沢心

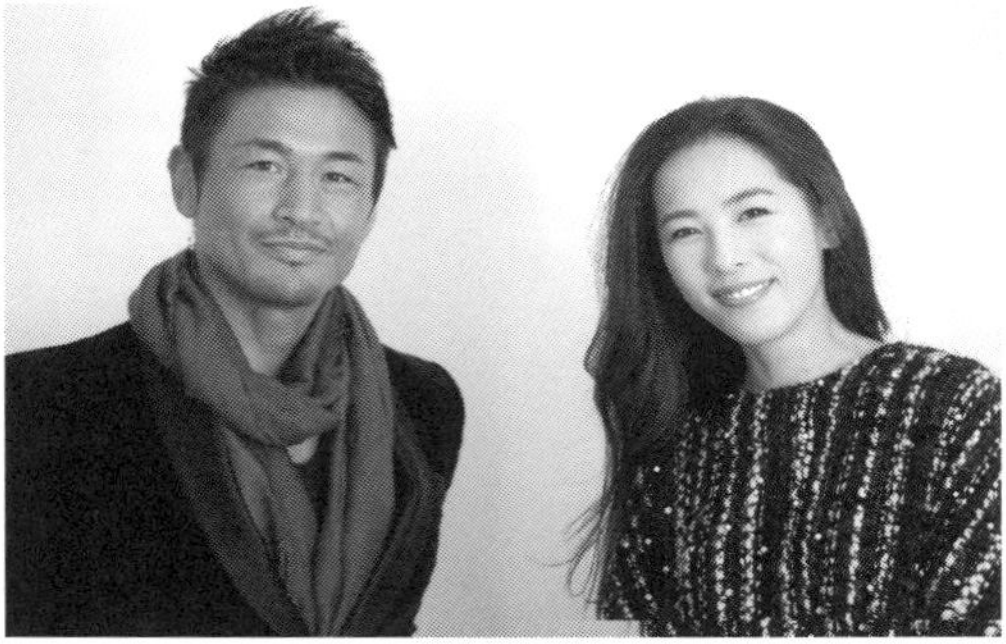

魔裟斗（まさと）

格闘家、俳優、タレント、スポーツキャスター。1979年生まれ。日本人初のK-1世界王者として知られ、2009年引退後は多方面で活躍中。K-1 WORLD MAX 2003 2008 世界王者。生涯戦績は63戦55勝（25KO）6敗2分。

矢沢 心（やざわ しん）

女優・タレント。1981年東京生まれ。1997年デビュー。著書に『ベビ待ちゴコロの支え方』（主婦の友社）など。日々の暮らしをつづったオフィシャルブログも人気。
「コロコロこころ」https://ameblo.jp/yazawa-shin/

※本書は、共働き子育てノウハウ情報サイト『日経DUAL』に連載している著者の記事「矢沢心と魔裟斗の『諦めない不妊治療』」に、加筆・修正したものです。

夫婦で歩んだ不妊治療　あきらめなかった4年間

2018年2月12日　第1版第1刷発行

著　者　矢沢心、魔裟斗
監　修　浅田義正（浅田レディースクリニック院長）
編　集　羽生祥子（日経DUAL編集長）、田中裕康（日経DUAL編集部）
構　成　荒木晶子
企　画　後藤美葉
発行者　藤井省吾

発　行　日経BP社
発　売　日経BPマーケティング
〒105-8308 東京都港区虎ノ門4-3-12

装丁・デザイン・制作　藤原未央　撮影　鈴木愛子　印刷・製本　中央精版印刷株式会社
協力　藤原三紀（矢沢心マネージャー、株式会社ジャパン・ミュージックエンターテインメント）
宮間英樹（魔裟斗マネージャー、MASA・CHAEL）

Printed in Japan　ISBN978-4-8222-5774-3